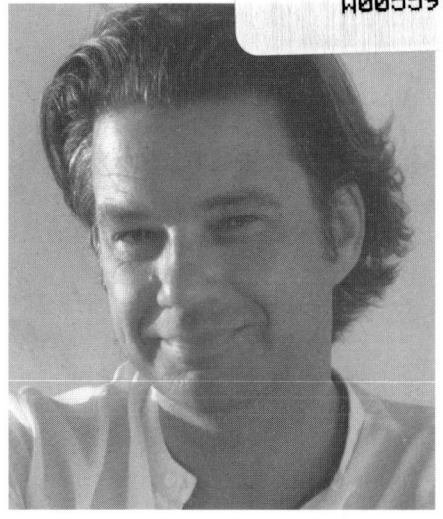

Martin Fraas, Jahrgang 1963, studierte Musik und Opernregie, absolvierte die renommierte Henri-Nannen-Journalistenschule und war Textchef u. a. bei *Gala*, *Cosmopolitan*, *InStyle* und *InTouch* sowie Chefredakteur von *Sugar* und *Chica*. Er lebt abwechselnd in München und, gut behütet von seinem Berner Sennenhund, auf einem Bergbauernhof in Österreich.

Martin Fraas

Die
Diva
Taktik

Warum starke Frauen bei Männern ein leichtes Spiel haben

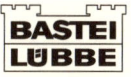
BASTEI
LÜBBE

BASTEI LÜBBE TASCHENBUCH
Band 66429

1. Auflage: Juni 2009

Bastei Lübbe Taschenbücher in der Verlagsgruppe Lübbe

Originalausgabe

Copyright © 2009 by Verlagsgruppe Lübbe GmbH & Co. KG,
Bergisch Gladbach
Lektorat: Stefanie Heinen
Umschlaggestaltung: Nadine Littig
Autorenfoto: © Martin Fraas
Satz: Bosbach Kommunikation & Design GmbH, Köln
Gesetzt aus der Bembo
Druck und Verarbeitung: CPI-Ebner & Spiegel, Ulm
Printed in Germany
ISBN 978-3-404-66429-0

Sie finden uns im Internet unter www.luebbe.de
Bitte beachten Sie auch: www.lesejury.de

Der Preis dieses Bandes versteht sich einschließlich
der gesetzlichen Mehrwertsteuer.

INHALT

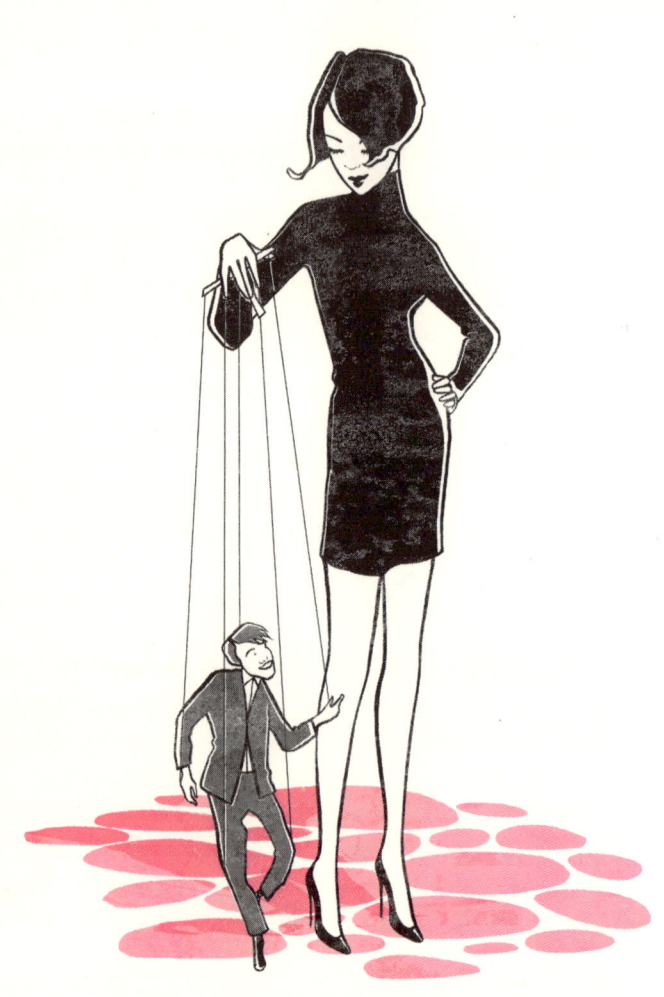

Das Leben des Menschen gleicht einem Würfelspiel.
Wenn der am meisten benötigte Wurf nicht fällt,
so korrigierst du, was der Zufall brachte, durch einen Kunstgriff.
TERENZ, RÖMISCHER KOMÖDIENAUTOR
(CA. 195-159 V. CHR.)

Auf der Suche nach dem idealen Partner sind viele Frauen zunehmend verunsichert. Denn die Männer präsentieren sich undurchschaubarer als jemals zuvor. Und oft verstörend zögerlich. Männer, die mit einem lockeren Spruch auf Frauen zugehen, besitzen heute Seltenheitswert. Und die wenigen zielstrebigen Exemplare gehören auch noch meist zur unausrottbaren Clique der professionellen Aufreißer. Und die brauchen Frauen auch nicht unbedingt.

Der Normalmann zu Beginn des dritten Jahrtausends? Er wartet ab. Mut zu zeigen und auf Frauen zuzugehen ist nicht sein Ding. Bis Männer endlich von sich aus beim Flirten in die Gänge kommen, ist es oft zu spät.

Frauen haben zwei Möglichkeiten, auf diese veränderte Ausgangslage zu reagieren:

☆ Sie warten weiter auf den Traumprinzen, der sich durch das Dornengebüsch zu ihnen vorkämpft. Sie hoffen auf ihren persönlichen James Bond, der sie auf einen Drink einlädt, sie unwiderstehlich anlächelt und dann ohne lange Umwege zur Sache kommt – und ertragen geduldig die lange Wartezeit, die dieses Verhalten nach sich zieht ...

☆ Sie sagen sich: »Was hab ich schon zu verlieren?« Und ergreifen entgegen allen Rollenklischees die Offensive. Wenn sie einen Mann gut finden, gehen sie zielsicher auf ihn zu, sprechen ihn an. Eine Methode, der zum Beispiel auch Model und Sängerin Carla Bruni ihre eindrucksvolle Verführungskraft verdankt.

Um Männer erfolgreich genau dahin zu bringen, wo Frauen sie haben wollen, ist es von Vorteil, einiges über die Mechanismen des männlichen Denkens und Handelns zu wissen: Welche Erwartungen stellen sie an ihre Partnerin? Wie wünschen sie sich ihre Traumfrau?

Während in der Generation ihrer Väter noch viele unverbesserliche Machos zu finden sind, die das *Eva-Prinzip* nun mit in den Ruhestand nehmen, wuchsen die »neuen Männer« (also in etwa alle unter fünfundvierzig) umgeben von starken und berufstätigen Frauen auf. Ihre Mütter waren nicht selten 68er-Aktivistinnen oder zumindest Erbinnen emanzipatorischer Erfolge. Und bei einer mütterlichen Alleinerziehungsquote im Bereich von dreißig Prozent und Vätern, die oft zum großen Teil die Kindererziehung den Müttern überließen, war das Matriarchat für viele der neuen Männer kein hypothetisches Gesellschaftsmodell, sondern gelebte Realität. Ihre Mütter bildeten den Bezugspunkt. Sie trafen die Entscheidungen. Selbst dann, wenn theoretisch ein Mann im Haus war.

Von resoluten Frauen sind diese Männer also seit ihrer Kindheit umgeben. Doch nicht nur ihre Mütter, die Freundinnen der Mütter und ihre Tanten nahmen einen (mindestens) gleichberechtigten Geschlechterstatus ein. Auch die Altersgenossinnen der neuen Männer haben traditionelle rosa-hellblaue Rollenmuster erst gar nicht verinnerlicht. Sie zeigen seit Kindesbeinen ein Selbstbewusstsein wie Pippi Langstrumpf und waren den gleichaltrigen Jungs bereits in der Schule überlegen, dominierten in allen Fächern – mit Ausnahme des Sports. Der war die letzte männliche Bastion. Deshalb freuten sich die neuen Männer als heranwachsende Jungs auch so, als 1985 mit Boris Becker wieder ein männlicher Held auftauchte. Sie hatten ein neues Idol. Drei Mal gewann er das legendäre Tennisturnier in Wimbledon. Doch es dauerte nicht lange, da folgte Steffi Graf, die in Wimbledon gleich sieben Mal gewann und seine Erfolge nochmals übertraf.

Spätestens aber seit Boxerin Regina Halmich den Moderator Stefan Raab kräftig vermöbelte und die deutschen Frauen 2003 und 2007 im Gegensatz zu den Männern die Fußballweltmeisterschaft gewannen, ist auch der Sport keine Tankstelle für Macho-Treibstoff mehr.

Die Flucht ins Kino? Sie brachte den neuen Männern auch keinen Kick für ihr Selbstbewusstsein. Denn hier wurden sie Zeugen, wie Lara Croft die Männer reihenweise in den Boden rammte oder Uma Thurman sie in *Kill Bill* buchstäblich um den Kopf brachte.

Im Fernsehen kein anderes Bild: Die höchsten Einschaltquoten haben heute längst Kommissarinnen, und die wichtigsten Talkshows moderieren Frauen.

Die neuen Männer sind im Topbusiness, in der Zigarrenlounge und selbst im Weltraum mit dynamischen, erfolgreichen Frauen konfrontiert. Sie vertrauen ihr Leben einer Pilotin im Cockpit des Flugzeugs an. Sie lassen sich von Polizistinnen verjagen, wenn sie mal in der zweiten Reihe parken wollen. Die Leadsängerin ihrer Lieblingsrockband ist eine Frau. Die besten Pokerprofis Deutschlands werden von einer Spielerin abgezockt. Sogar in der Hiphop-Szene, die lange Zeit die letzte Oase für museumsreife Goldkettchen-Machos war, tauchen Frauen nicht nur als Brust-Beine-Po-Püppchen im Videoclip, sondern auch am Mikrofon auf.

Für eine ständig wachsende Zahl von Männern gehört es daneben heute zum Alltag, auch im Job einen weiblichen Boss zu haben. Einen Boss, der High Heels und Nadelstreifenkostüm trägt und einen großen TAG Heuer-Chronographen am schmalen Handgelenk. Die Männer folgen also auch hier den Entscheidungen einer Frau. Im Prinzip sogar die gesamte Nation, seit mit Angela Merkel 2005 erstmals eine Bundeskanzlerin die politische Führung des Landes übernahm.

Ob sie wollten oder nicht: Die neuen Männer gewöhnten sich an den Umgang mit selbstbewussten, souveränen und eigenständigen Frauen. Ein Beweis für das veränderte gesellschaftliche Verhältnis zwischen Mann und Frau ist die Fernsehwerbung. Gewürzt mit einer Prise Selbstironie stehen da inzwischen Männer ganz selbstverständlich am Herd und kümmern sich um die Sättigung und Zufriedenheit des Nachwuchses. Und sitzen im neuen Auto brav und artig neben ihrer Partnerin auf dem Beifahrersitz.

Frauen am Steuer: Die neuen Männer haben zu schätzen gelernt, dass sie damit ganz gut fahren, können sie doch einen Teil der Verantwortung abgeben und müssen sich nicht mehr verpflichtet fühlen, in Zeiten der Rezession die zunehmend schwierige und riskante Rolle des Alleinverdieners zu übernehmen.

Statt ständig Stärke zu demonstrieren, können Männer inzwischen öffentlich ihre soften Seiten pflegen. Dass sie femininer wirken dürfen, ist nicht zuletzt auch in der Mode zu sehen. Längst gilt es nicht mehr als unseriös, wenn Manager unterm dunkelgrauen Businessanzug ein rosafarbenes Hemd tragen oder ein Rechtsanwalt am Kragen seines Wintermantels einen Pelzbesatz aufblitzen lässt. Im extremen Trendbereich kommen sogar wieder Rüschen, Röcke, tiefe Dekolletés und transparente Materialien zum Einsatz – Stilelemente übrigens, die in der Männermode bis zum Ende des 19. Jahrhunderts nicht ungewöhnlich waren. Und in der Tierwelt ist Prunk bei der männlichen Gattung normal. Die Männchen sind überwiegend weit auffälliger geschmückt als die Weibchen.

Gepflegt zu sein, gut zu duften, perfekt manikürte Hände und pedikürte Füße zu haben sowie sorgfältig epiliert zu sein, das macht einen Mann heute nicht mehr zum Außenseiter. Ganz im Gegenteil: In Los Angeles und Tokio sind bereits immer mehr geschminkte Männer zu sehen. Und die Make-up-Linie *Le male* von Jean Paul Gaultier, die Kajal, Puder und Lippenpflege für Männer enthält, ist außerordentlich erfolgreich. Schauspieler Jude Law und Starfußballer David Beckham wurden nicht zuletzt dadurch zu Idolen, dass sie den Männern vorlebten, wie die perfekte Mischung aus femininen und urmännlichen Anteilen aussieht.

Nicht nur äußerlich schleifen Männer ihre Kanten. Sie sind in den Buchhandlungen auch in den Ecken zu finden, in denen Bücher für Sinnsuchende stehen. Sie breiten in Yogastudios ihre Matten aus. Sie engagieren sich gegen Kriege, Gewalt und Globalisierungsgefahren. Sie kämpfen für den Klimaschutz. Und sie vertrauen Probleme immer öfter Psychotherapeuten an, besuchen ohne Murren Geburtsvorbereitungskurse, nehmen Erziehungsurlaub, kauern sich bei Elternabenden der Schule stundenlang auf Kinderstühle, kümmern sich um den Blumenschmuck in der Wohnung und spazieren geduldig mit Einkaufskörben über den Wochenmarkt.

Diese schleichende Verweiblichung geht einigen Männern bereits zu weit, und sie fordern deshalb eine Wiederentdeckung des Machos in sich. Ein vergeblicher Appell, denn die Männer fühlen sich in ihrer neuen Rolle sichtlich wohl. Und es gibt für sie noch eine Reihe verlockender Themenfelder zu entdecken, die bisher überwiegend von Frauen besetzt waren. Achten Sie zum Beispiel doch einmal darauf, wie viele Floristen, Innendesigner und Kindergärtner es inzwischen gibt.

Durch diese Dynamik hat sich jedoch auch das Idealbild der Partnerin entscheidend verändert. Wir Männer halten heute verstärkt Ausschau nach Frauen auf Augenhöhe. Lieber mal

darüber als darunter! Für uns ist es weitaus reizvoller, sich den Respekt einer starken und im Job erfolgreichen Frau zu verdienen, als allzu widerstandslos und bedingungslos geliebt zu werden. Ein paar Diva-Allüren? Akzeptieren wir gerne. Und finden das sogar sexy. Denn **wir suchen in einer potenziellen Beziehung ein Stück weit das, was wir von Kindheit an gewohnt sind und inzwischen schätzen: Frauenpower!** Wir fügen uns gerne einer Partnerin, die klare Vorstellungen von ihrem Leben hat. Und wenn sie uns nebenbei gleich noch ein paar Entscheidungen für unser Leben abnimmt, ist das völlig in Ordnung. Denn dadurch haben wir ein bequemeres Leben, was wir Männer ja traditionell sehr schätzen. In speziellen Momenten darf die Frau aber gerne richtig weiblich sein, Schwächen zeigen, sich an unsere etwas breiteren Schultern lehnen. Aber im Idealfall nur dann.

Leider scheint diese Veränderung unseres Anforderungsprofils bei den Frauen aber noch nicht voll angekommen zu sein. Ich höre aus ihren Reaktionen oft jede Menge Skepsis heraus, die in veralteten Klischees wurzelt: »Männer finden es doch abturnend, wenn sie das Gefühl haben, von einer Frau bevormundet zu werden.« Oder: »Wirken Frauen, die zu viel Eigeninitiative zeigen, auf Männer nicht abschreckend?«

Keine Sorge! Männer fasziniert es mehr, wenn sie überfordert, als wenn sie unterfordert werden, wenn sie in Atem gehalten werden. Frauen mit einem gesunden Maß an Selbstbewusstsein und Eigenständigkeit wirken auf Männer magisch anziehend. **Lieber eine stolze Löwin mit Krallen als ein braves Schaf!**

Um nicht falsch verstanden zu werden: Es geht nicht darum, dass Frauen den Männern die allzeit souveräne Heldin *vorspielen* sollen. Es ist auf Dauer wenig sinnvoll, sich zu verstellen, zu verbiegen und einen Kilometer weit über seinen Schatten zu springen. Aber viel zu oft suchen Frauen nach wie vor die

Schuld für missglückte Beziehungsversuche allein bei sich selbst. Besonders am Anfang einer Beziehung stellen sie ihre berechtigten eigenen Ansprüche und Wünsche selbstlos zurück – mit der Folge, dass diese Rollenverteilung für alle Zeiten zementiert bleibt. Denn ein Zurück ist schwierig, meist sogar unmöglich. Wer kennt nicht den Spruch von der Zahnpasta, die nicht wieder in die Tube zurückzubefördern ist, wenn sie erst einmal rausgedrückt ist…

Es sollte also gar nicht erst so weit kommen, dass falsche Zeichen gesetzt werden. Muss es auch nicht, wenn eine Frau wie eine Marionettenspielerin die Fäden kennt, an denen sie bei Männern ziehen muss. Und wenn sie dieses Wissen auch konsequent einsetzt.

Frauen dieses Wissen zu vermitteln und ihnen zu zeigen, wie sie es gewinnbringend einsetzen können ist Anliegen und Ziel dieses Buchs. In den folgenden Kapiteln werde ich zeigen, wie sich Frauen mit offensivem Verhalten gegenüber Männern vom ersten Tag an Respekt und Bewunderung verschaffen – und damit die Basis für eine stabile und lebendige Partnerschaft legen können. Ich werde aus Männersicht schildern, was wir von der idealen Partnerin erwarten und wie sehr wir klare Ansagen schätzen. Und ich werde Anregungen geben, wie Frauen ihren Grundsätzen treu bleiben und dennoch uns Männer gleichzeitig immer wieder um den Finger wickeln können.

Falle ich den Männern in den Rücken, indem ich hier ihr Innenleben und ihre heimlichen Wünsche oute? Nicht doch! **Denn wir Männer profitieren ja letztlich auch von selbstbewussten Frauen.** Von Frauen, die den Mut haben, ihre Visionen in der Partnerschaft zu äußern und an unserer Seite weiterhin ihre Vorstellungen zu verwirklichen. Liebend gerne bilden wir die Hälfte eines echten Dreamteams auf gleichem Niveau.

Wenn diese Tipps also dazu beitragen, dass Frauen in einer Partnerschaft authentisch bleiben und ab und an sogar mit Erfolg etwas egoistischer handeln, ist für beide Seiten viel erreicht. Und eine Menge unnötiger Missverständnisse zwischen Frauen und Männern lassen sich künftig vermeiden.

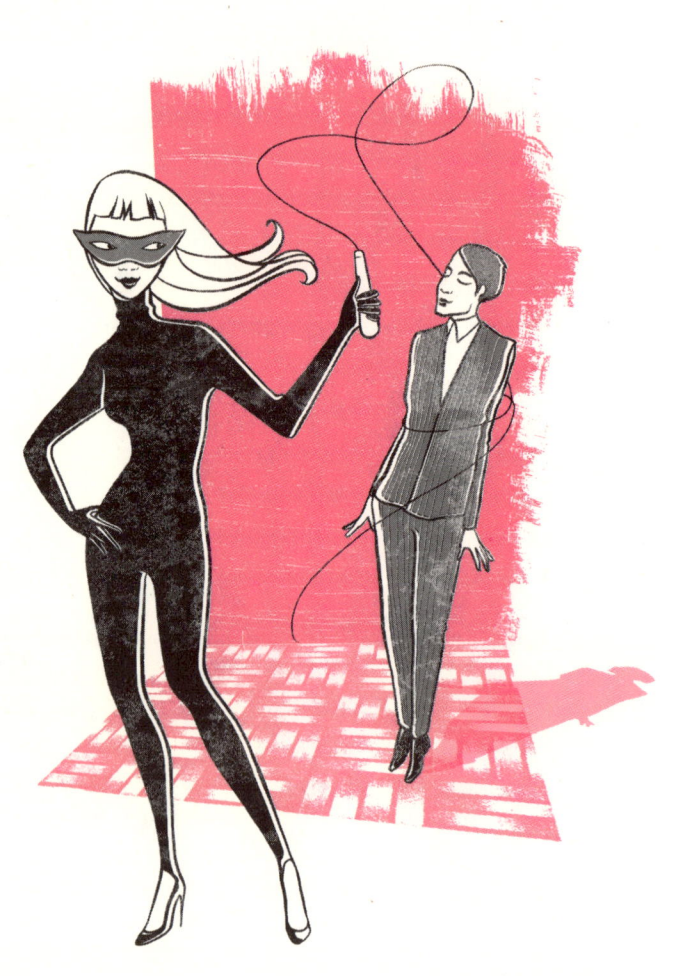

Wer sich nicht selbst befiehlt,
bleibt immer Knecht.
JOHANN WOLFGANG VON GOETHE
(1749–1832)

Es herrscht heute ein nahezu einmütiger Konsens darüber, dass die pädagogischen Ansätze der späten Sechzigerjahre gescheitert sind. Damals, zu Zeiten der Studentenbewegung, versuchten junge Eltern, ihre Kinder antiautoritär zu erziehen. Die Selbstentfaltung der Kinder koppelten sie an die Abschaffung von Autoritätspersonen und autoritären Systemen insgesamt.

Die Langzeitfolgen? Sind heute zu sehen und zu spüren: zum einen in Form einer Gesellschaft, in der Takt- und Rücksichtslosigkeit die Norm sind. Zum anderen zeigt sich ein verstärkter Hunger nach Autorität, nach Orientierung, nach klaren Ansagen. Mehr denn je schätzen wir es, wenn uns andere sagen, was wir zu tun oder zu lassen haben. Wenn sie uns vorgeben, was wir kaufen oder nicht kaufen sollen. Oder sogar, wenn sie uns vorkauen, was wir denken sollen. Deshalb boomen Talkshows mit sogenannten Experten, die eine zementierte Meinung mit ins Studio und damit in unsere Wohnzimmer bringen, von der sie keinen Millimeter abrücken.

Überhaupt ist das Fernsehen zum neuen Familienoberhaupt geworden, zum Zentralorgan der Autorität: TV-Nannys zügeln mit großem Erfolg aufmüpfige Kinder. Millionen sehen zu, wenn Schuldnerberater extrem autoritär die Finanzen von Familien regeln oder wenn Innendesigner radikal die Wohnung von ausgesuchten Opfern nach ihrem eigenen Geschmack umgestalten. Rekordeinschaltquoten erreichen auch Casting-Shows, in denen eine Mini-Jury stellvertretend für das ganze Land den Daumen nach völlig subjektiven Maßstäben hebt oder senkt.

Und am Ende des Tages sagt uns ein Starkoch, was wir auf den Tisch bringen sollen.

In Büchern und Zeitungen kein anderes Bild: Ratgeber aller Art führen die Bestsellerlisten an. Und jeden Morgen stürzen sich die Leser auf Kommentare und Leitartikel von *BILD* bis *FAZ*, in denen die tagespolitische Meinung portionsgerecht vorgedacht ist.

Aber Entwarnung: Es soll in diesem Buch nicht um Politik oder Kindererziehung gehen. Sehr wohl jedoch darum, dass wieder eine Sehnsucht nach Autorität zu spüren ist. Und da machen die Männer, die derzeit in den deutschsprachigen Ländern einer leichten Übermacht von Frauen gegenüberstehen, keine Ausnahme. Sie wollen gesagt bekommen, wo es langgeht. Und wenn jemand überzeugend und selbstsicher die Führung in die Hand nimmt, folgen sie ihm oder ihr bereitwillig.

Das kann politisch gelegentlich äußerst bedenklich sein. Privat sollten Frauen diese Bereitschaft jedoch zu ihren Gunsten nutzen. **Denn heute folgen Männer nicht mehr nur männlichen Alphatieren.** Nein, die Fixierung auf männliche Führungskräfte fiel spätestens, als sich Margaret Thatcher 1984 erfolgreich mit den als unbezwingbar geltenden englischen Bergarbeiter-Machos anlegte. Und seit 2005 bringt Angela Merkel den Männern im Kabinett das Kuschen bei.

Wir sehen also, dass Männer sich bereitwillig unterordnen, wenn eine Frau Entschlossenheit zeigt, die Führung zu übernehmen, wenn sie die Macht einfach an sich reißt. Das funktioniert im Beruf. Es ist aber auch im Liebesleben der magische Schlüssel, um Wünsche und Sehnsüchte Wirklichkeit werden zu lassen.

Auf dem Weg zur Machtübernahme sind jedoch bereits in den Anfängen einer Beziehung einige Mechanismen zu beachten und manche Hürden zu überwinden. So neigen Frauen zu einer Reihe von Eigenschaften, durch die sie ihre Autorität unnötig schwächen oder erst gar nicht aufscheinen lassen.

Hier ein Ranking der typischen Fehler:
- ☆ sich selbst und die eigene Meinung immer wieder in Frage stellen
- ☆ zu viel nachdenken
- ☆ die Harmonie in den Vordergrund rücken
- ☆ gefallen wollen
- ☆ eine zu große Offenheit
- ☆ Passivität
- ☆ zu starke Konzentration auf inhaltliche Komponenten
- ☆ nicht bereit zu sein, Spielchen zu spielen
- ☆ mangelnde strategische Zielorientierung
- ☆ zu wenig Mut
- ☆ ein emotionales Übergewicht bei Entscheidungen
- ☆ Ungeduld
- ☆ ein Mangel an Lockerheit
- ☆ Schwächen zeigen

Sollten Sie sich in einem oder mehreren dieser Punkte wiedererkannt haben, können Sie sich erst einmal freuen. Denn es handelt sich bei den gezeigten Fehlern meist um feminine Qualitäten, die per se sehr positiv und hilfreich für den Aufbau und Erhalt einer Partnerschaft sein können. Es sollte also auf keinen Fall das Ziel sein, diese Eigenschaften völlig zu verdrängen oder gar abzubauen. Aber es erleichtert den Umgang mit Männern doch sehr, einige dieser Qualitäten aus strategischen Gründen zumindest erst einmal mehr oder weniger bedeckt zu halten.

Entdecken Sie die Pokerspielerin in sich! Lassen Sie sich nicht sofort in die Karten schauen. Nichts ist für Männer langweiliger, als ein ganz offensichtliches Kräfteverhältnis.

Ich höre jetzt schon die Aufschreie: Warum soll ich mich verstellen? Warum muss ich auch noch in der Liebe Spielchen spielen? Wenn das nötig ist, verzichte ich lieber ganz darauf.

Diese Einwände sind nachvollziehbar, und ab einem gewissen Stadium der Liebe und Partnerschaft ist eine möglichst große Offenheit und Ehrlichkeit für beide Seiten Bedingung. Aber die erste Phase der Annäherung hat für Männer einen spielerischen und sportlichen Charakter. Sie wollen den Kitzel der Unsicherheit spüren. Erst das mobilisiert bei ihnen alle Kräfte.

Zum Ausdruck kommt das auch in den Spielarten der Kunst. Das Unerreichbare ist besonders sexy und faszinierend – in der Literatur, in der Oper – und am offensichtlichsten im Ballett. Stellen Sie sich vor: Die Primaballerina und ihr männlicher Solopartner treten auf die Bühne. Die beiden sehen sich, springen aufeinander zu, umarmen sich, lieben sich. Zack, aus, vorbei! Das ganze Ballett würde höchstenfalls zwei Minuten dauern. Nicht einmal wir Männer wollen es so einfach haben!

Zu flirten und sich zu verlieben ist sehr gut mit einem vor Erotik sprühenden Ballettstück vergleichbar. Es ist im Idealfall ein perfekter *Pas de deux*. Der Tänzer umgarnt die Primaballerina. Sie tanzt kurz mit ihm, folgt seinem Rhythmus, entfernt sich dann wieder, lässt ihn schmoren. Er verfolgt sie, umkreist sie erneut, setzt sich in Szene, zeigt sich von seiner besten Seite – sie zeigt wieder Interesse. Und so weiter. Bis sie sich ihm, wenn er nahezu am Ende seiner Kräfte und der Show ist, doch noch hingibt. Vorerst zumindest.

Zugegeben: Nicht in jedem Mann steckt ein begnadeter Tänzer. Manche tun sich schon schwer damit, einen simplen Foxtrott halbwegs elegant aufs Parkett zu legen. Aber die Prinzipien der Verführung haben auch völlig amusische Männer verinnerlicht – oft, ohne dass sie sich das selbst bewusst machen.

Wir können davon ausgehen: Wenn Männer etwas ohne Widerstand und allzu leicht bekommen können, sinkt dessen Wert. In jedem Mann stecken bekanntlich immer noch Rudimente des steinzeitlichen Jägers und Sammlers. Und eine scheue und schlaue Gämse, für deren Showdown der Jäger klettern und schwitzen muss, ist interessanter als ein gutmütiger Feldhase. Oder anders ausgedrückt: Die üppig vorhandenen Heidelbeeren zu pflücken ist lange nicht so aufregend, wie einen seltenen Steinpilz aufzuspüren.

Doch zurück in die Zivilisation: Wenn Männer die Spielregeln gänzlich diktieren können, haben sie das schnell satt. Umgekehrt fühlen sie sich seit Urzeiten zum Archetyp der *Femme fatale* hingezogen. In einem prickelnden Mix aus Verehrung und Furcht sind sie von Frauen hingerissen, die unberechenbar erscheinen. Sie verfallen zickigen Diven, die ihnen Widerstand entgegensetzen und Druck auf sie ausüben. Schließlich erhöht es den Genuss, wenn Liebe und Begehren etwas schmerzen.

Nicht zufällig gehören gerade erfolgreiche und mächtige Männer zu den Kunden von Dominas, wie gelegentliche Enthüllungen beweisen. Sich mehr oder weniger freiwillig der Diktatur einer Frau hinzugeben wird Männern nicht als Schwäche ausgelegt. Im Gegenteil: Sie beneiden sich gegenseitig um Frauen, die als besonders schwierig, radikal und explosiv gelten.

Aber einen kleinen Moment noch, bevor Sie sich jetzt im Pferdesportshop nach einer besonders harten Reitpeitsche erkundigen: Die physische Dominanz der Frau mag für viele Männer sexuell stimulierend sein. Um Männer aber auf Dauer an sich zu binden, ist generelle Autorität viel wirksamer. Eine gewachsene und nicht nur gespielte Autorität, die auf einem gesunden Selbstwertgefühl basiert.

Ich nenne sie hier in Anlehnung an eine aufschlussreiche Geschichte, die mir unlängst eine Kollegin erzählt hat, die »Autorität der älteren Schwester«. Die Hauptperson der Geschichte? Sie selbst:

Ich war zweiunddreißig Jahre alt, als ich mir eingestehen musste, dass in meinen Beziehungen grundsätzlich etwas falsch läuft. Was mir besonders Angst macht: Sie scheitern immer auf ähnliche Weise. Wie im Film *Und täglich grüßt das Murmeltier* folgen sie einem erkennbaren Schema: Ich verliebe mich unsterblich, bin mit dem Mann kurze Zeit sehr intensiv zusammen, tue wirklich alles für ihn. Aber irgendwann verflacht sein Interesse. Und auch ich wache auf und merke, dass ich mir etwas vorgemacht habe, dass es wieder mal kein Volltreffer ist.

Zum Beispiel Mario, mein letzter Kandidat. Wir lernten uns im Job kennen. Und Mario gab von Anfang an Vollgas. Er gestaltete jedes Wochenende nach seinen Plänen. Wir machten Kurztrips nach Barcelona, Kopenhagen und London. Oder er führte mich auf einsamen Wegen auf Berggipfel. Wenn schlechtes Wetter war, buchte er schon für den frühen Morgen einen Court in der Tennishalle. Und später überredete er mich dann noch zum Joggen im strömenden Regen. Wir machten lange Fahrradtouren, verbrachten ganze Tage auf dem Ruderboot, speisten in Dutzenden von angesagten Restaurants, die ich noch nicht kannte. Und an jedem dritten Wochenende waren wir zur Hochzeit irgendeines Freundes von ihm eingeladen.

Sie werden jetzt denken: Was hat sie nur? Das klingt doch traumhaft. War es auch. Ich lebte mit Mario extrem intensiv. Aber es war wie eine Autobahnfahrt ausschließlich auf der Überholspur. Ständig Vollgas. Mario ist ruhelos. Er kann nicht länger als dreißig Minuten still sitzen. Selbst im Restaurant ging er nach kurzer Zeit raus, um zu telefonieren oder irgendwelche Businessangelegenheiten in den USA oder Asien zu klären.

Dass Mario ein Sport-Maniac ist, habe ich schon angedeutet.

Es gibt wohl nicht viele Sportarten auf dieser Welt, die er nicht beherrscht. Und er erwartet von seiner Partnerin wie selbstverständlich, dass sie diese Leidenschaft teilt – und nebenbei auch all diese Sportarten halbwegs passabel meistert.

Nun geriet er bei mir zum Glück nicht gerade an einen Bewegungsmuffel. Auch wenn ich seinen Anforderungen nicht immer gerecht werden konnte und ihm zum Beispiel beim Tennis weit unterlegen war. Aber es war ja auch schön, dass er all das mit mir teilen wollte.

Was aber mehr und mehr zum Problem wurde: Mario bestimmte komplett, was wir taten oder nicht. Wenn ich einen Spaziergang machen wollte, war ihm das zu unspektakulär. Er machte dann so lange Gegenvorschläge, bis ich irgendwann resignierte und zustimmte. Wenn ich einen bestimmten Film sehen wollte, wusste er noch einen besseren – und ich fügte mich schließlich.

Meine Anpassung ging sogar noch weiter: Er gestand mir einmal, als er schon etwas alkoholisiert war, dass er meinen Kleidungsstil »ziemlich madamig« finden würde. Ich bliebe da unter meinen Möglichkeiten, sei ihm zu wenig sexy gestylt. Was tat ich? Ging mit ihm shoppen und ließ mich von ihm beraten. Bald wagte ich es nicht mehr, auch nur einen Slip oder Gürtel zu kaufen, wenn er nicht dabei war.

Mein Freundeskreis schien Mario nicht sonderlich zu interessieren. Ich glaube, er fand meine Freundinnen eher langweilig. Also konzentrierten wir uns auf seine Freunde, unternahmen viel mit ihnen.

Na ja, es gab noch zahlreiche weitere Beispiele, wie sehr ich mich durch Mario veränderte. Ich kochte nun fast immer Fleisch, obwohl ich Vegetarierin bin. »Weil die Proteine darin mein Benzin sind«, wie er sagte. Ich trank mit ihm jeden Tag Wein, während ich vorher vielleicht einmal im Monat ein Glas getrunken hatte. Und selbst beim Sex billigte ich seine speziellen Wünsche.

Aber: Ich tat es ja alles freiwillig. Es war durchaus angenehm, mich von Mario tragen und führen zu lassen, mich an seine Sportlerschultern zu lehnen. Er hatte für jedes Problem eine Lösung.

Meine Unzufriedenheit kam wie immer schleichend. Ich merkte, dass neben Marios XXL-Ego meines mehr und mehr schrumpfte. Ich war eigentlich der Meinung, einen guten Geschmack zu haben und zu wissen, was ich will. Aber ich wurde unsicher. Ich vernachlässigte meine Freundinnen, kam nicht mehr zur Ruhe. Manchmal war mir nicht mehr klar, ob Mario mich wirklich liebte oder ob ich nur so eine Art lebendiges Accessoire für ihn war – solange ich nach seinen Wünschen funktionierte. Mein Selbstwertgefühl wurde kleiner und kleiner.

In Krisensituationen suche ich meist Rat bei meinem Bruder. Er ist zwar um einiges jünger als ich, aber wir hatten schon immer ein sehr enges Verhältnis. Und natürlich interessiert es mich, wie er meine Probleme aus Männersicht sieht. Also flüchtete ich in Mario-Krisen häufig zu ihm. Er lebt in einer WG mit seinem Studienkollegen Tom, der wie er sechsundzwanzig Jahre alt ist.

Eines Abends, an dem ich mich wieder mal bei meinem Bruder wegen Mario ausheulen wollte, öffnete mir Tom die Tür. Er war allein zu Hause. Mein Bruder hatte wohl vergessen, dass er mit mir verabredet war.

Tom bat mich rein, um zu warten. Wir setzten uns in die Küche und plauderten ganz nett. Später wollte Tom sich Ravioli aus der Dose machen, ich zauberte ihm aber stattdessen aus den vorhandenen Kühlschrankresten eine leckere Quiche. Obwohl mein Bruder nicht mehr auftauchte und ich mit Tom bis weit nach Mitternacht zusammensaß und über alles Mögliche sprach, wurde es ein lustiger Abend.

Zwei Tage später rief mich mein Bruder an: »Was hast du mit Tom gemacht?«

»Wieso?«, fragte ich wirklich völlig ahnungslos.

»Ich darf es dir eigentlich nicht sagen, aber er ist total verknallt in dich.«

»Wie bitte?«, meinte ich. »Für ihn bin ich doch eine alte Tante.«

»Das schließt ja nicht aus, dass er dich sexy findet.«

»Du machst Spaß«, sagte ich. Ich kenne die Scherze meines Bruders.

»Ich kann's ja auch nicht verstehen, aber das ist ein Originalzitat von ihm«, sagte mein Bruder und lachte. »Außerdem findet er dich wahnsinnig lässig und authentisch.«

So weit die Erzählung meiner Kollegin, die übrigens Toms wohltuende Komplimente nicht zum Anlass nahm, mit ihm auszugehen. Aber seine Schwärmerei tat ihr gut und hatte zur Folge, dass ihr dadurch plötzlich auch einiges über ihr Verhalten und ihre Wirkung klar wurde: Tom gegenüber fühlte sie sich ganz locker. Sie zeigte ein natürliches Selbstbewusstsein und sogar etwas Dominanz, als sie ihm spontan ein Essen ganz nach ihren Vorstellungen kochte. Durch diese Lässigkeit und Natürlichkeit wirkte sie auf ihn attraktiv und begehrenswert.

Ganz anders ihr Verhalten Mario und auch früheren Partnern gegenüber. Da stellte sie ihr Ego zurück. Sie passte sich an, ordnete sich unter, um zu gefallen. Genau der falsche Weg! Denn nichts langweilt Männer mehr als Frauen, die angestrengt versuchen, immer alles richtig zu machen, die sich zu devot geben. Männer bewundern souveräne Frauen, die ausschließlich sich selbst gefallen wollen und ganz klar die Botschaft ausstrahlen: Okay, mein Freund. Du darfst in meinem Leben probeweise einen Platz auf dem Beifahrersitz einnehmen. Vielleicht lasse ich dich sogar gelegentlich ans Steuer, wenn ich mal

Lust dazu habe. Aber der Wagen gehört mir. Und ich bestimme, wohin die Reise geht. Wenn du also ein Problem damit hast: Steig besser aus!

Das Wort »Diktatur« stammt aus dem Lateinischen. Es bezeichnet einen im Notstand ernannten, übergangsmäßigen und legitimen Alleinherrscher (*dictator*). Warten Sie aber nicht erst auf den Notstand und Krisenfall! Diktieren Sie den Männern unmissverständlich und gemäß Ihren Wünschen, was diese zu tun oder zu lassen haben. Machen Sie Ihre Wünsche klar – es muss ja nicht ständig sein. Doch Sie werden sehen: Die Männer ergreifen nicht etwa erschreckt die Flucht. Ganz im Gegenteil. Sie werden von Ihnen schwärmen und Sie als eine Frau ansehen, die ganz genau weiß, was sie will.

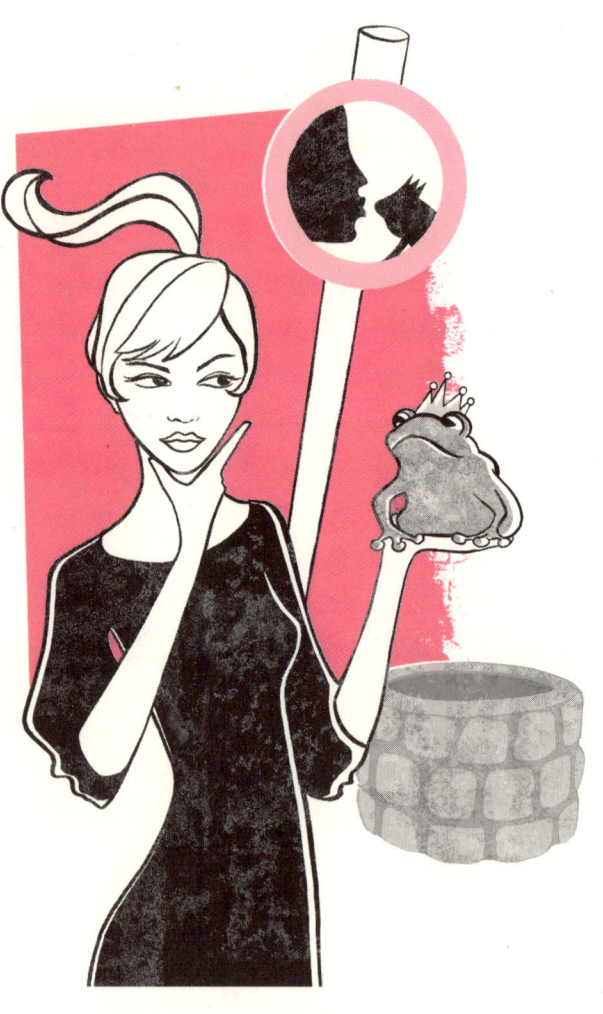

Vor einem hüte deinen Geist
als wie vor Natterbissen:
Sei ganz, und ob du Teufel seist,
und lass die Kompromisse.
CHRISTIAN MORGENSTERN (1871–1914)

Ich schätze sie auf etwa fünfundzwanzig Jahre. Sie ist modisch gekleidet und trägt Schuhe mit hohem Keilabsatz – nicht gerade das typische Outfit für einen Spaziergang an Hamburgs Außenalster. Gelegentlich nimmt sie das Handy, mit dem sie gerade telefoniert, ein paar Zentimeter vom Ohr und ruft »Giorgio!« oder »Giorgio, bitte komm jetzt!« Ein seltsames Schauspiel. Und ich brauche einige Zeit, bis ich merke, wer dieser Giorgio ist: ein junger Corgi, der in etwa dreißig Metern Entfernung seiner Wege geht und die Zurufe völlig ignoriert.

Was diese kleine Geschichte mit dem Thema zu tun hat? Auf den zweiten Blick einiges. Denn das Mädchen trägt Verantwortung. In diesem speziellen Fall für einen kleinen Hund. Sie ist im Moment sein Leitwolf und hat dafür zu sorgen, dass er weder unter die Räder der Fahrradfahrer am nahen Radweg kommt noch sich in der Wade eines Joggers verbeißt oder einer Ente nachjagt. Aber die Hundebesitzerin kümmert sich nur halbherzig um diese Aufgaben und scheint sich nicht groß daran zu stören, dass der kleine Giorgio jede Disziplin verweigert.

Die junge Frau handelt nicht konsequent und wird mit ihrem Giorgio wohl demnächst noch große Probleme bekommen.

Szenenwechsel. Ein Biosupermarkt in Freiburg. Zwei offenbar befreundete Mütter erledigen, sich lebhaft unterhaltend, ihre Einkäufe. Die beiden dazugehörigen, etwa vierjährigen Kinder haben währenddessen ein Spiel entdeckt, das dem Personal wenig Spaß machen dürfte: Sie greifen sich Waren aus einem Regal und legen sie anderswo wieder ab. Als eine der Mütter schließlich die Aktion bemerkt, sagt sie sanft: »Timo, lass das bitte.« Die andere Mutter zieht nach: »Ricarda, ich möchte gerne, dass du das wieder zurück ins Regal legst.«

Die Kinder aber hören nicht weiter auf die Ermahnungen. Sie setzen ihr Spiel munter und mit fröhlichem Kreischen fort. Und die Mütter? Belassen es beim einmaligen und erfolglosen Interventionsversuch. Sie lächeln sich sogar noch verschwörerisch zu. Offenbar ein wenig stolz darauf, dass ihre Kinder sich nicht so schnell einschüchtern lassen. Es stört die Mütter nicht, dass ihre Erziehungsversuche offensichtlich ins Leere laufen.

Zwei Beispiele, in denen die Autoritätsträger vehement gegen Grundlagen sinnvoller Pädagogik verstoßen. Denn wenn Gebote aufgestellt werden, muss deren Einhaltung bekanntlich auch konsequent verfolgt werden, um ein Wertesystem zu festigen und zu etablieren. Jede noch so kleine Nachlässigkeit untergräbt die Position der regulativ agierenden Person, unterspült die gesetzten Normen und ist somit ein kleiner Baustein auf dem Weg zur Anarchie.

So weit die Theorie. Doch keine Angst, hier geht es nicht um einen direkten Zusammenhang zwischen der Erziehung von Hunden, Kindern und Männern. Eine gleichwertige Partnerschaft basiert dann doch auf anderen Fundamenten als allein auf Disziplinierungsmaßnahmen. Doch eine Parallele gibt es wirklich. Das Stichwort ist bereits gefallen: Konsequenz.

Auch im Umgang mit Männern gilt: Der Standard, den Frauen am Anfang einer Beziehung setzen, ist die Richtlinie für künftige Zeiten.

Was konkret bedeutet: Wenn Sie in den ersten Wochen im Gesamtpaket seines Verhaltens auch die Teile billigen, die Ihnen eigentlich missfallen, werden Sie diese später nicht mehr korrigieren können. Im Gegenteil. Denn am Anfang einer Beziehung geben sich die Männer noch überdurchschnittlich viel Mühe, unschöne Eigenarten oder Charakterdefizite zu überdecken, die dann nach und nach vom Wind der Zeit freigepustet werden. Jede Sünde, die Sie einem Mann also in der ersten Euphorie durchgehen lassen und zunächst vielleicht sogar noch *süß* und *drollig* finden, wird sich irgendwann rächen und kann im schlimmsten Fall zum Trennungsgrund werden.

Männer testen gegenüber Frauen von der ersten Sekunde der Begegnung an ihre Spielräume aus und basteln an ihrer Machtposition. Da sie überwiegend weniger emotional als Frauen in Flirts und Beziehungen gehen, können sie auch bewusster und nüchterner ihre Claims abstecken. Schaffen Frauen nicht frühzeitig und bewusst ein Gegengewicht, und lassen sie den Männern ein Machtvakuum, dürfen sie sich nicht wundern, wenn sie bald in Abhängigkeiten geraten und dominiert werden.

Ein weiteres Beispiel:

Anja hatte ihn bereits einige Male gesehen. Wie sie kam auch er gelegentlich am Sonntag ins Literaturcafé. Er saß immer alleine, las die *Welt am Sonntag* und blieb etwa eine Stunde. Manchmal ertappte Anja ihn, wie er kurz in die Runde blickte, auch zu ihr. Aber er wirkte eher schüchtern. Sicher keiner dieser Männer, die dieses Café mit seinem ständigen Frauenüberschuss als ideales Jagdrevier entdeckt haben, um zu flirten – oder mehr.

Anja kam immer in Begleitung von Freundinnen. Und der interessante Unbekannte war bereits einige Male Gesprächsthema. Was er wohl machte? Ob er eine Partnerin hatte? Vielleicht sogar verheiratet war? Einen Ehering trug er zumindest nicht. Anja musste sich eingestehen, dass sie sich zu ihm hingezogen fühlte, obwohl sie ihn überhaupt nicht kannte, nichts von ihm wusste.

Es kam jener Novembersonntag, an dem das Café extrem gut

besucht war. Offenbar flüchteten viele Spaziergänger vor dem einsetzenden Regen hierher. Als der geheimnisvolle Fremde schließlich auftauchte, gab es kaum noch freie Plätze. Er blickte sich um, zögerte einen Moment und steuerte dann auf Anjas Tisch zu. »Darf ich mich zu euch setzen, wenn ich verspreche, nicht eure Unterhaltung zu belauschen?«, fragte er Anja, die nur ein wenig originelles »Klar doch!« zustande brachte, während ihre Freundinnen verlegen kicherten.

Es stellte sich schnell heraus, dass Jens, wie er hieß, gar nicht schüchtern war. Er verzichtete auf die Lektüre seiner geliebten Zeitung und plauderte stattdessen unglaublich charmant mit Anja und ihren beiden Freundinnen. Eine Stunde später waren alle drei in ihn verliebt.

Aber am Ende geschah genau das, was Anja sich heimlich erträumt hatte. Jens sprach ganz gezielt sie an: »Es würde mich freuen, wenn unsere Begegnungen nicht auf den Sonntag beschränkt bleiben würden. Vielleicht hast du ja auch unter der Woche mal Lust und Zeit auf einen Kaffee oder Tee.« Und er schrieb seine Telefonnummer auf einen Zettel.

Anja ließ sich die üblichen drei Tage Zeit, um sich zu melden. Aus dem ursprünglich verabredeten Heißgetränk wurde schließlich ein kühler Drink am Abend. Und Jens punktete auch beim zweiten Mal bei Anja. Er erwies sich als sensibel, als guter Zuhörer. Anja fasste so schnell Vertrauen, dass sie ihm auch die ganze Geschichte mit Matthias erzählte – ein verheirateter Mann, mit dem sie über zwei Jahre lang je nach Sichtweise eine Daueraffäre oder Beziehung hatte. Immer wieder genährt von seinen Versprechungen, sich scheiden zu lassen, was er aber nicht tat und wohl auch nie ernsthaft vorhatte. Fast ein Jahr lag es zurück, dass Anja sich definitiv von Matthias getrennt hatte. Aber es verletzte sie immer noch, dass er sie letztlich nur ausgenutzt hatte. Jens reagierte einfühlsam und verständnisvoll auf ihre Offenbarung.

Für ihr zweites Date wählte er ein Restaurant, das Anja nicht kannte. Es lag in einem etwas dezentralen Stadtviertel, aber Jens meinte, es sei gerade schwer angesagt. Weder die alles andere als romantische Atmosphäre noch das bestenfalls mittelmäßige Essen konnten Anjas Stimmung trüben. Sie schwebte. Sie war endlich wieder richtig verliebt.

So leistete sie auch keinen Widerstand, als Jens sie nach dem Dinner fragte: »Wollen wir den Abend nicht vielleicht bei dir ausklingen lassen?«

Es wurde eine Nacht mit viel Leidenschaft und wenig Schlaf. Und die nächsten drei Begegnungen fanden praktischerweise gleich bei ihr statt. Denn Jens war Unternehmensberater, kam meist sehr spät aus dem Büro und fuhr deshalb direkt zu ihr. In seinem Job waren auch längere Auslandsaufenthalte der Normalfall – das Einzige, das Anja bei ihrer Planung der gemeinsamen Zukunft etwas störte.

Dann musste er für zwei Wochen nach Asien. Gerne hätte sie Jens zum Flughafen gebracht, aber er wollte nicht, dass sie seinetwegen so früh aufsteht »und ihren Schönheitsschlaf vorzeitig abbricht«.

Schon nach einem Tag hatte Anja solche Sehnsucht nach Jens, dass sie ihm am liebsten nachgereist wäre. Sie beschränkte sich aber darauf, ihm eine liebevolle SMS zu schicken. Und bei dieser einen blieb es nicht. Sie sendete ihm täglich mindestens zehn. Von Jens jedoch kam keine Reaktion. Und auch kein Anruf. Kein Lebenszeichen. Nichts. Anja machte sich Sorgen, denn es war bisher nicht seine Art gewesen, sich länger nicht zu melden. Normalerweise beantwortete er ihre SMS sofort. Höchstenfalls mit einer Verzögerung von einer Stunde.

Am dritten Tag versuchte sie mehrmals, ihn telefonisch zu erreichen. Aber es sprang immer nur die Mailbox an.

Anjas einzige Erklärung dafür war, dass er sein persönliches

Handy in Deutschland gelassen hatte und vielleicht mit einem Firmentelefon unterwegs war. Aber wie sollte sie an die Nummer kommen? Anja hatte bisher keinen seiner Freunde kennengelernt. Und wusste nicht einmal, wo Jens genau arbeitete. Einen Eintrag bei Google unter seinem Namen konnte sie nicht finden. Also begann sie, im Branchentelefonbuch systematisch Unternehmensberatungen abzuklappern. Und schon beim dritten Anruf hatte sie Glück. Sie stieß auf einen Exkollegen von Jens, der wusste, dass dieser nun in einem relativ kleinen Unternehmen arbeitete. Sie rief also dort an: »Ich hätte gerne Jens Obermann gesprochen, aber leider habe ich nur seine private Telefonnummer. Ist er vielleicht unter einer Firmennummer zu erreichen?«

Die Frau am Telefon war nicht gerade preisverdächtig freundlich: »Um was geht es?«

»Es ist privat«, antwortete Anja wahrheitsgemäß.

»Wieso wollen Sie dann die Nummer seines Firmenhandys haben?«, fragte die Frau leicht genervt.

»Na ja, ich muss ihn sprechen, dringend«, sagte Anja.

»Ich glaube nicht, dass er im Urlaub Businessanrufe entgegennimmt«, sagte die Frau. »Da müssen Sie leider warten, bis er wieder in Frankfurt ist.«

»Im Urlaub«, wiederholte Anja ungläubig.

»Ja, auch Herrn Obermann sei es gegönnt, einmal zwei Wochen nicht erreichbar zu sein«, sagte das Sekretärinnen-Biest.

Das Wort »Urlaub« traf Anja wie ein Stromschlag. Er hatte sie offensichtlich belogen.

Beim Krisenrat mit ihren Freundinnen kristallisierte sich eine eindeutige Theorie heraus: Jens hatte den Job vorgeschoben, weil er mit seiner Freundin im Urlaub ist. Und höchstwahrscheinlich lebte er sogar mit ihr zusammen, weshalb er Anja nie mit zu sich genommen hatte. Anja schwankte zwischen Ungläubigkeit und Wut. So ein Verhalten passte nicht zu dem Jens, den sie kannte.

Am vierten Tag kam dann doch eine SMS von ihm:

AMORE, BITTE NICHT SAUER SEIN!! IST NICHT SO, WIE DU VIELLEICHT DENKST. ERKLÄR DIR ALLES, WENN ICH ZURÜCK BIN. FEHLST MIR! KÜSSE DICH, BEGEHRE DICH, LIEBE DICH.

Die Sekretärin hatte ihm also von Anjas Anruf erzählt. Aber was gab es da noch zu erklären? War die Geschäftsreise nur eine Not- lüge gewesen? Man sollte ihn nicht vorschnell verurteilen, ihm wenigstens eine Chance zur Rechtfertigung geben, dachte sie. Enthielt seine SMS doch immerhin ein wundervolles Liebes- geständnis. Wenn auch, wie sie nachzählte, bestehend aus exakt hundertsechzig Zeichen, also dem Maximalumfang einer SMS. War sie ihm keine zweite wert?

Anja beschloss, ihn nicht mehr zu kontaktieren, bis er wieder zurückkam. Aber noch am selben Tag wurde sie ihrem Grund- satz untreu und schickte ihm eine Gute-Nacht-SMS. Und an den Tagen darauf weitere. Immerhin antwortete er auch noch zweimal.

Das klärende Gespräch mit Anja nach seiner Rückkehr muss- te Jens erst einmal verschieben, da er im Büro so viel zu tun hatte. Schließlich hatte sich während seines Urlaubs einiges an- gesammelt. Dann endlich trafen sie sich. Und es zeigte sich, dass Anjas Freundinnen mit ihrer Vermutung richtig lagen: Jens war liiert, aber die Beziehung lag in den letzten Zügen. Da der Bali- Urlaub mit seiner Freundin schon so lange geplant gewesen war, hatte Jens sie nicht zu sehr verletzen und kurzfristig absagen wollen. Er hatte es andererseits jedoch auch nicht gewagt, Anja die Wahrheit zu sagen, weil er durch ihre Erzählungen über das

Desaster mit Matthias wusste, dass er sie damit an einem wunden Punkt treffen würde.

Diese Erklärung klang für Anja plausibel. Zumal Jens ihr glaubhaft versicherte, die Situation innerhalb der nächsten Wochen zu klären. Sie feierten also in Anjas Schlafzimmer exzessiv ihre Wiedervereinigung, und Anja merkte, wie sehr sie Jens brauchte. Seine definitive Entscheidung für Anja ließ jedoch auf sich warten. Zwei Monate vergingen, ohne dass sich etwas tat. Dann musste sich seine Freundin überraschend einer riskanten Unterleibsoperation unterziehen, wie er Anja berichtete. In dieser Ausnahmesituation wollte Jens selbstverständlich nicht das Ende der Beziehung verkünden. Eigentlich ein faires Verhalten.

Anja wollte Jens auch nicht zu sehr unter Druck setzen und nerven. Denn er war auch beruflich gerade extrem gefordert. Einstweilen freute sie sich also über das Glück ihrer besten Freundin Stefanie, die schwanger war. Bereits im siebten Monat. Und deshalb damit begonnen hatte, das Kinderzimmer einzurichten und die Babyausrüstung zusammenzustellen. Was noch fehlte, war ein Kinderwagen, und Anja hatte versprochen, ihn zusammen mit Stefanie auszusuchen. Was sie ziemlich interessant fand, denn inzwischen gibt es ein schier unüberschaubares Angebot verschiedener Modelle. Und ein Kinderwagen ist für Eltern immerhin ein bedeutenderes Modebekenntnis als ein Auto.

An einem Samstagvormittag fuhren sie also zum Babymarkt mit der größten Auswahl, ließen sich von der Verkäuferin eine Menge verschiedener Modelle zeigen und hatten viel Spaß – bis zu dem Moment, in dem Jens das Geschäft betrat, in Begleitung einer Frau, die deutlich sichtbar schwanger war. Gerne hätte Anja geglaubt, dass es sich bei ihr nur um eine gute Bekannte von ihm handelte, aber schlagartig wurde ihr klar, dass dem nicht so war. Das also war die »Operation«.

Anja war sich sicher, dass Jens sie bemerkt hatte, da er seine schwangere Begleiterin zielsicher in die andere Richtung führte. Anjas erster Impuls war, zu ihm zu stürmen und ihm eine Szene zu machen. Aber der Schock saß so tief, dass sie sich nicht von der Stelle bewegen konnte. Was hätte es auch gebracht?

Jens bestürmte Anja in den nächsten Wochen mit Anrufen, SMS und E-Mails. Es fiel ihr oft schwer, aber es gelang ihr, nicht auf sie zu reagieren und das Gespräch nicht anzunehmen, wenn sie seine Nummer sah. Nur einmal schaffte er es, zu ihr vorzudringen, als er mit unterdrückter Rufnummer anrief. Als Anja seine Stimme erkannte, drückte sie jedoch sofort das Gespräch weg.

Eine traurige Geschichte. Aber auch eine sehr aufschlussreiche. Denn sie ist in vielen Aspekten typisch für das Verhalten von Frauen. Betrachten wir zuerst einmal die Phase der Annäherung.

Hätte Anja erkennen können oder gar müssen, dass Jens liiert war? Nicht zwangsläufig. Aber es gab Indizien. Zum Beispiel, dass er sie in ein angeblich hippes, ihr aber völlig unbekanntes sowie abgelegenes Restaurant einlud. Dieser Taktik bedienen sich Männer gern, wenn sie nicht gesehen werden wollen. Denn normalerweise präsentieren sie sich mit neuen Eroberungen am liebsten dort, wo sie die meiste Aufmerksamkeit und Bewunderung ernten und wo sich auch ihre Freunde tummeln.

Verdächtig ist auch, dass sich Jens am Morgen seiner Abreise von Anja nicht zum Flughafen bringen ließ. Denn wir Männer handeln nach der Devise: Je bequemer, desto besser! Also schätzen wir solche Serviceleistungen eigentlich viel zu sehr, um sie leichtfertig aus Rücksichtnahme abzulehnen – zumal sich gleichzeitig die Chance auf ein paar zusätzliche gemeinsame Minuten und einen innigen Abschied geboten hätte.

Doch die genannten Verhaltensweisen bieten besonders mit dem anfänglichen Blick durch die dunkelrosa gefärbte Brille noch keinen wirklich zwingenden Anlass für Skepsis oder Misstrauen. Schwerwiegender ist dieser – für Frauen schon fast übliche – Fehler: Anja hat versäumt, Jens beim ersten oder zweiten Date ganz direkt zu fragen: »Bist du eigentlich im Moment liiert?« Eine simple und klare Frage, auf die wir Männer in den seltensten Fällen die Wahrheit verleugnen würden. Denn die Hemmschwelle dafür, offen und direkt zu lügen, ist wesentlich höher als diejenige, unliebsame Themen einfach auszuklammern.

Doch diese Schlüsselfrage wird uns Männern fast nie gestellt. Wohl auch deshalb, weil Frauen dazu aus ihren Traumschlössern auf den Boden der Realität hinabklettern müssten. Zugegeben, die Frage ist nicht gerade romantisch. Und riskant. Denn wenn der Mann die *falsche* Antwort gibt oder geben muss, kann sie den reizvollen Schwebezustand von jetzt auf gleich beenden. Mit dieser Frage offenbaren Frauen ganz klar ein verbindliches Interesse. Also schieben sie die so wichtige Frage gerne auf und vertrauen lieber scheinbar untrüglichen Liebesbeweisen: zum Beispiel, dass wir charmant sind, uns verliebt zeigen, von einer gemeinsamen Zukunft oder gar von Kindern sprechen. Frauen neigen zu Spekulationen, statt ganz pragmatisch ab und zu ein paar Pflöcke der Realität in den Boden der jungen Beziehung zu rammen.

Ein zweiter klassischer Fehler, den Anja begeht: Sie geht mit Jens relativ früh ins Bett, bereits nach zwei gemeinsamen Abenden. Zwar sind verbindliche Regeln wenig sinnvoll, ab dem wievielten Date es empfehlenswert ist, sich auf Intimitäten einzulassen. Dafür verlaufen Annäherungsversuche viel zu individuell. Und Männer, die nur auf körperliche Reize fixiert sind, können sowieso nie mit letzter Sicherheit vorab ausgefiltert werden. Nicht wenige Sex-Maniacs haben sich schließlich durch allzu üppige Routine zu guten Schauspielern entwickelt.

Aber um von Männern zu den wirklich begehrenswerten Frauen gezählt zu werden, ist es auf keinen Fall von Nachteil, den Sex etwas hinauszuzögern.

Ein Mann, der nicht nur Interesse an einem schnellen und unkomplizierten Sexabenteuer hat, wird auch fünf Dates überstehen, ohne eine Frau prüde zu finden oder gesundheitliche Probleme zu bekommen. Und das erotische Knistern und die Nichteinlösung von Spannungen haben für beide durchaus ihre speziellen und einzigartigen Reize. Bis es schließlich irgendwann später doch passiert, bieten sich zudem bei etwas längerer Wartezeit größere Chancen, wechselseitig noch etwas mehr über die Lebensumstände zu erfahren und zu checken, wie ernst der andere es meint.

Doch diese Möglichkeit nutzen Frauen zu wenig. Sie machen es uns Männern sehr leicht, sexlastige Kurzbeziehungen wie Perlen an einer Kette aneinanderzureihen. Das gilt auch für Frauen, die auf unverbindliche Spielereien eigentlich keine Lust haben.

Nun lautet die Überschrift dieses Kapitels *Konsequenz von Anfang an*. Und genau die lässt Anja vermissen. Dass Jens sich während seiner Reise bei ihr nicht oder nur kaum gemeldet hat, ist mit viel gutem Willen und einer Interpretation seines Verhaltens zu seinen Gunsten noch halbwegs zu entschuldigen. Seine eindeutige Lüge dagegen nicht! Ein Urlaub ist keine Dienstreise. Eine Frau, die nicht spätestens dann aus ihren Träumen erwacht, wenn ein Schwindel wie dieser auffliegt, begibt sich in die akute und selbstverschuldete Gefahr, an der Seite eines notorischen Lügners zu enden. Die Möglichkeit, dem Partner einen schweren Fehler zu verzeihen, sollten wir als Joker für eine ernsthafte Beziehungskrise in der Hinterhand behalten und nicht gleich zum Auftakt verpulvern.

Als Grundlage einer gesunden Beziehung empfiehlt es sich,

den kategorischen Imperativ etwas umzuformulieren. Die zeit-
gemäße Version lautet: »Lass dich nur so behandeln, wie du selbst
im Idealfall auch den anderen behandeln würdest.«

Genau das aber hat Anja versäumt. Wäre sie konsequent gewesen und hätte sie den Kontakt zu Jens nach dessen Lüge radikal
abgebrochen, wäre ihr auch die finale Enttäuschung im Babymarkt erspart geblieben. Sie hätte Kraft, Zeit und Tränen gespart.

Ich möchte nun nicht dazu aufrufen, von der ersten Sekunde
der Begegnung mit einem Mann an ständig dessen Verhalten zu
hinterfragen und zu analysieren. Denn das führt früher oder später zu totaler Verunsicherung und nimmt einem Flirt oder einer
wachsenden Liebe die nötige und so schöne Leichtigkeit. Ganz
auszuschließen sind Beziehungsfehlversuche sowieso nicht. Und
im Idealfall lernen Frauen (und auch Männer) daraus.

Wenn eine Frau jedoch merkt, dass ihre Sammlung geschei-
terter Beziehungsbemühungen ständig wächst, sollte sie sich
beizeiten fragen, ob nicht ein bisschen Anja auch in ihr steckt.
Neigt sie vielleicht dazu, sich gerne mal blenden zu lassen? Fällt
sie immer wieder auf die gleichen Tricks und Männertypen
herein? Stellt sie die entscheidenden Fragen zu spät oder gar
nicht?

Es gibt ganz klare Spielregeln, mit deren konsequenter Einhaltung sich Frauen spätere Frustrationen weitgehend ersparen
können. Zum Beispiel:

☆ Der Mann muss sich von der Vorgängerin trennen, bevor
   eine Frau mit ihm ernsthaft eine Beziehung beginnt. Besteht die Frau nicht auf einer klaren Zäsur und vertraut
   Versprechungen, hat der Mann kaum einen Grund, zeit-
   nah und radikal die alte Beziehung zu beenden.

☆ Reagiert ein Mann nach dem ersten Date zögerlich, kann
   die Frau seine Telefonnummer guten Gewissens löschen,

den Kontakt abbrechen und ihn vergessen. Denn je stärker ein Mann eine Frau als potenzielle Partnerin begehrt, desto aktiver legt er sich ins Zeug. Für seine vermeintliche Traumfrau gibt ein Mann alles und geht an seine Grenzen – oder sogar darüber hinaus. Wenn er das nicht tut, zeugt das von unzureichendem Interesse. Dann ist die Frau bestenfalls zweite Wahl.

☆ Es gibt grundsätzlich keinen *falschen Zeitpunkt*, um sich zu verlieben. Ein angebliches *unglückliches Timing* dient Männern gerne als Ausrede, um halbwegs elegant zu signalisieren, dass der Kontakt den Status einer Affäre nicht überschreiten wird.

☆ Männer, die gleich zu Beginn einer Beziehung allzu viel versprechen und schon die gemeinsame Zukunft planen, sind mit Vorsicht zu genießen. Ein solches Verhalten ist für Männer völlig untypisch und wird von ihnen gerne strategisch eingesetzt. Sie glauben zu wissen, was Frauen gerne hören wollen. Und genau das sagen sie ihnen auch.

☆ Falls eine Frau in Versuchung gerät, die Beziehung mit einem Exfreund wiederzubeleben – immerhin zweiundzwanzig Prozent aller Frauen gehen mit ihrem Ex wieder ins Bett –, muss sie sich bewusst sein, dass ihr Ex sich auch über einen längeren Zeitraum nicht wesentlich verändert hat. Männer konservieren vorhandene Macken ihr Leben lang. Es gelingt ihnen bestenfalls, sie für eine begrenzte Zeit in den Hintergrund zu drängen. Was die Frau beim ersten Mal störte, wird sie entsprechend auch beim zweiten Mal früher oder später nerven.

☆ Es muss allen Frauen klar sein: Die Anzahl der Kostüme, die sie für den irgendwann auftauchenden Traumprinzen bereithalten, ist wesentlich höher als die der wirklichen, alltagstauglichen Prinzen.

4. LASSEN SIE DEM MANN KEINE WAHL

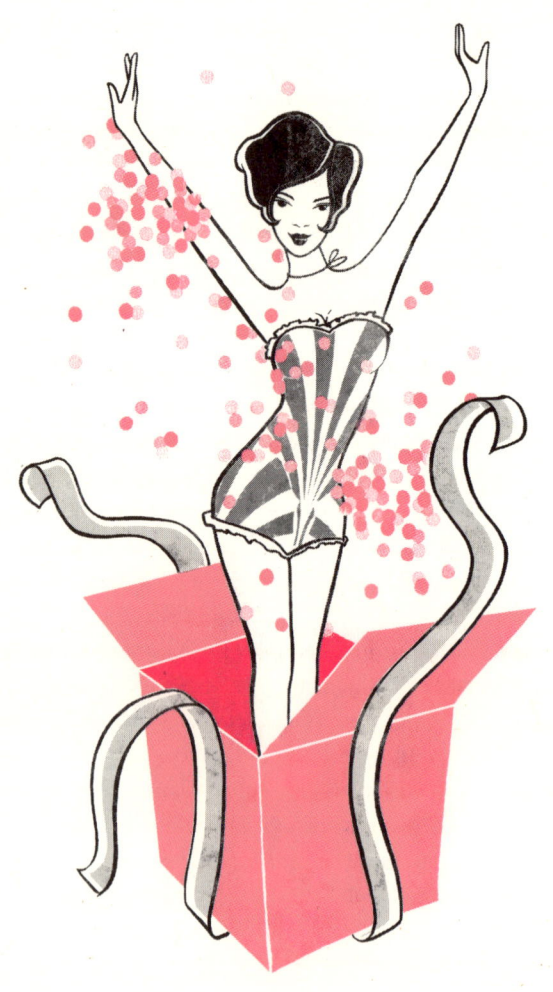

Ich glaube, dass Männer auf der Erde sind,
um Frauen zu Diensten zu sein.
ASHTON KUTCHER, SCHAUSPIELER UND
EHEMANN VON DEMI MOORE

Als Julia Roberts im Sommer 2000 bei den Dreharbeiten zu *The Mexican* den verschwitzten Waschbrettbauch und die grünen Augen des Kameramanns Daniel Moder sieht, weiß sie sofort: Der Knabe ist fällig! Das ist mein Mann! Es gibt allerdings zwei Probleme: Julias Gefühle sind vorerst einseitig. Und Daniel Moder ist verheiratet.

Das erste Problem kann Julia schnell lösen, schließlich ist sie schlagfertig, humorvoll und gilt als eine der begehrenswertesten Frauen der Welt. Für die Beseitigung des zweiten Hindernisses braucht die Schauspielerin etwas länger. Fast zwei Jahre. Presseberichten zufolge ging sie dabei aber unbeirrt und zielstrebig vor: Sie steckte dem zwei Jahre jüngeren Traummann relativ zügig einen Verlobungsring an den Finger und kaufte Daniel nach vielen Schwierigkeiten angeblich für ein »Lösegeld« von hunderttausend Euro direkt von seiner Frau Eva frei.

Als Julia und Daniel im Jahr 2002 schließlich heirateten, machte sie ihm zwei Geschenke mit augenzwinkerndem Symbolgehalt: Cowboystiefel und den berühmten Erotikroman *Lady Chatterley*, in dem es um eine Dreiecksbeziehung geht. Inzwischen haben die beiden drei gemeinsame Kinder.

Blicken wir etwas weiter in der Geschichte zurück:

Die Schriftstellerin George Sand (1804–1876) galt als die mit Abstand emanzipierteste Frau ihrer Zeit. Heute würde man sagen: Sie war total lässig und cool. Ein Szenestar des 19. Jahrhunderts, ein echter Freigeist. Und auch äußerlich setzte George

Zeichen, rauchte dicke Zigarren und trug sogar Männerkleidung, wenn ihr gerade danach war. Sie provozierte ihre Umwelt leidenschaftlich gerne. Als sie 1836 auf ihre Initiative hin zum ersten Mal den sensiblen und umschwärmten Musiker Frédéric Chopin traf, war der völlig irritiert. Und fasste das in dem legendären Urteil zusammen: »Was für eine unsympathische Frau sie doch ist. Ist sie denn wirklich eine Frau? Ich möchte es fast bezweifeln.«

Aber George Sand ließ sich davon nicht abschrecken. Mit Beharrlichkeit und (für ihr Temperament eher ungewöhnlicher) Einfühlsamkeit sorgte sie dafür, dass der sechs Jahre jüngere Frédéric, der damals noch dazu gerade an den Nachwehen einer unglücklichen Liebe litt, sich nach zwölf Monaten doch für sie erwärmte. Die beiden wurden ein Paar, lebten zehn Jahre zusammen. George war es zu verdanken, dass sich der an Tuberkulose erkrankte Chopin gesundheitlich stabilisierte. In den Jahren mit ihr entstanden einige seiner schönsten und wichtigsten Klavierwerke.

Über hundertsechzig Jahre liegen zwischen diesen beiden Lovestorys. Aber die Parallelen sind klar zu erkennen: Eine Frau begegnet einem interessanten Mann, verliebt sich in ihn. Vorerst sind die Gefühle eher einseitig, die Ausgangslage für eine Beziehung ist alles andere als optimal. Wovon sich die Frau aber nicht schrecken lässt, sondern tatkräftig, mutig und siegessicher für ein Happy End sorgt.

Mal ganz ehrlich: Wären Sie nicht für alle Zeiten beleidigt, wenn ein Typ Ihre Erscheinung so knallhart wie Monsieur Chopin kritisierte? Würden Sie ihn ein zweites Mal treffen, wenn Freundinnen Ihnen erzählten, dass er Sie als ziemlich unangenehm und durchgeknallt empfindet?

Oder würden Sie, wie Julia Roberts es angeblich tat, Ihrem

mühsam eroberten Mr. Right sogar verzeihen, wenn er sich seiner Liebe plötzlich wieder unsicher würde und zwischenzeitlich zur Noch-Ehefrau zurückkehrte?

Ich wage die Behauptung: 99,9 Prozent aller Frauen würden nicht so handeln. Und diese Schätzung fällt wohl eher noch zu niedrig aus. Denn zum einen widerstrebt es dem weiblichen Stolz und der traditionellen Geschlechterrolle, eine solch extreme Vorleistung zu erbringen. Zum anderen ist da die große Angst, durch zu viel Eigeninitiative die Achtung des Mannes zu verlieren.

Aber blicken wir nochmals auf die weiblichen Stars, an deren Style sich Millionen Frauen so gerne orientieren. Viele von ihnen bieten auch im offensiven Umgang mit Männern eine Menge Inspiration und Lehrstoff. Kopieren erlaubt und erwünscht! Denn ebenso strategisch wie sie ihre Karrieren planen und verfolgen, gestalten Prominente meist ihr Liebesleben. Auch so erfolgreiche und umschwärmte Frauen wie Jennifer Lopez, Angelina Jolie, Catherine Zeta-Jones, Victoria Beckham oder Kronprinzengattin Mette-Marit von Norwegen mussten ihrem Traumpartner ziemlich deutliche Signale geben. Ihr Liebesglück wirkt oft beneidenswert selbstverständlich. Dabei wird übersehen: Die Idealkandidaten stehen selbst bei ihnen nicht Schlange. Auch diese berühmten Frauen mussten dem Glück mit Geduld, Cleverness und Tatkraft kräftig auf die Sprünge helfen. Sie mussten hart kämpfen.

Doch sie wissen, wie wichtig im Umgang mit Männern absolute Entschlossenheit ist. Und sie nutzen die Eitelkeit der männlichen Spezies. Denn jedem Mann schmeichelt es, wenn eine Frau sich für ihn interessiert. Kaum ein Mann stellt sich dem Drang einer Frau dauerhaft entgegen, ihn näher kennenzulernen. Da sind die objektiven Qualitäten der Frau erst einmal zweitrangig. Wenn sich eine Frau mit mitreißender Energie und absolutem Willen auf uns stürzt, empfinden wir Männer das als unwiderstehlich sexy. Denn wir lieben den Vamp, der uns keine Wahl lässt.

Nicht zufällig wurde Sharon Stone mit nur einem einzigen Film weltberühmt: *Basic Instinct* (1992). Wen sie darin spielt? Eine im wahrsten Sinne des Wortes männermordende Amazone, die sich nimmt, was sie will. Bis heute ist Sharon Stone durch diese Rolle für Millionen von Männern die Traumfrau par excellence.

Aber von diesem kleinen Trip nach Hollywood wieder zurück in unseren Alltag. *Lassen Sie dem Mann keine Wahl*, so lautet das Motto dieses Kapitels. Im Umkehrschluss heißt das: Lassen Sie dem Mann die Wahl, verschlechtert das Ihre Position.

Dazu ein Beispiel, das jede Frau kennt: Sie entdeckt beim Shoppen bereits im ersten Laden ein tolles Paar Schuhe. Die passen wie angegossen, sehen scharf aus, einfach ein Traum! Leider nicht gerade ein Schnäppchen. Doch ansonsten wirklich perfekt. Dann kommen die Bedenken: Ich hab mich ja noch nicht in anderen Geschäften umgesehen. Vielleicht finde ich noch schönere und günstigere (woran sie nicht wirklich glaubt)? Also geht die Frau unentschlossen vor dem Spiegel auf und ab, verrenkt dabei die Füße so unnatürlich, wie sie es im wirklichen Leben nicht einmal ansatzweise tun würde. Irgendwann greift die Verkäuferin ein. Und lobt die Wahl der Schuhe: »Die stehen Ihnen wirklich ausgezeichnet. Wir haben die auch gestern erst reinbekommen.«

Die Frau fühlt sich geschmeichelt, obwohl sie weiß, dass Verkäuferinnen das immer und zu allen sagen. Letztlich schlüpft sie aber schweren Herzens wieder in die alten Schuhe. Mit den Worten: »Ich überleg's mir noch mal.«

Jede geschickte Verkäuferin weiß, was sie jetzt zu sagen hat:

»Aber warten Sie bitte nicht zu lange. Das ist das einzige Paar in Ihrer Größe. Ich kann leider nicht garantieren, dass die morgen noch da sind. Um ganz ehrlich zu sein: Das bezweifle ich eher.« Und die Verkäuferin kann noch nachschieben: »Ich habe heute bereits drei Paar dieses Modells verkauft.«

Damit ist der Haben-wollen-Trieb der Kundin voll entfacht. Sie fragt: »Kann ich das Paar nochmals anprobieren?«

Ein weiteres Mal stolziert sie durchs Geschäft und sagt dann: »Können Sie mir die bis zum Abend zurücklegen?«

Die Verkäuferin ist sich ihres Erfolges nun relativ sicher. Und antwortet: »Normalerweise machen wir das gerne. Aber bei diesem Modell kann ich das leider nicht. Es ist so begehrt – ich könnte davon viel mehr verkaufen, als wir haben.«

Natürlich verschweigt sie, dass hinten im Lager in jeder Größe noch jeweils fünf Paar vorrätig sind. Und die Kundin? Keine Frage, sie nimmt die Schuhe sofort. Denn sie hat nun Angst, dass ihr die ansonsten jemand mit mehr Entschlusskraft vor der Nase wegkaufen könnte.

Wir lernen daraus: Verknappung ist der Brandbeschleuniger der Begierde!

Auch Luxuslabels wie Hermès nutzen diese Erkenntnis und schüren die Kauflust mit Wartezeiten auf die begehrten Handtaschen von bis zu zwei Jahren. Wenn die breite Konsumautobahn künstlich auf eine Fahrbahn verengt wird, freut sich jeder umso mehr, wenn er über die einzige Spur schließlich ans Ziel gelangt.

Bei Männern sind es nicht die Handtaschen, die sie in Ekstase geraten lassen und ihren Besitztrieb wecken. Aber auch sie funktionieren nach dem gleichen Schema: Es reizt sie das am meisten, was sie scheinbar schwer bekommen können, das, was extrem begehrt ist. Dinge, zu denen es keine attraktive Alternative gibt. Mit Limited Editions vom Jahrgangs-Whiskey bis zum Porsche wird ihre Wahlfreiheit strategisch eingeschränkt und zielgenau in den jeweils gewünschten Konsumkanal geleitet.

Warum sollten Sie als Frau diesen wirksamen Trick von Industrie und Handel also nicht kopieren und ihn im Liebesleben anwenden? Denn auch dort funktioniert die Einschränkung der Wahlfreiheit.

Strahlen Sie unmissverständlich und selbstbewusst aus, dass es keine echte Alternative zu Ihnen gibt. Mädchen, denen genau das gelang, waren schon in der Schule die Stars und schwer begehrt. Und es waren meist nicht einmal die hübschesten und interessantesten, die bei den Jungs die besten Karten und ein leichtes Spiel hatten. Es waren die Mädchen, die sich in Szene zu setzen wussten, die sich undurchschaubar gaben, die ohne Angst und Schüchternheit auf die Jungs zugingen. Die frühen Diven eben!

Wenn Sie den Männern vermitteln können, dass sie das einzige Exemplar einer Limited Edition sind, wird es Ihnen nie an Aufmerksamkeit fehlen!

In diesem Zusammenhang ein kleines Rätsel: Wer ist dieses Mädchen, das als Musterbeispiel für Entschlossenheit gelten kann und im wahrsten Sinne des Wortes in Beziehungen die Hosen anhat?

Sie ist fünfundzwanzig Jahre alt, auffallend schön und stammt eigentlich aus ärmlichen Verhältnissen. Aber inzwischen lebt sie mit ihrem Geliebten in dessen Schloss mit großem Gestüt nördlich von Paris. Und ist die Trendsetterin der Szene. Denn sie kleidet sich sehr auffällig, einzigartig reduziert und clean. Ihr Lieblingslook: selbst entworfene Hosen, eine offen getragene Jacke aus grobem Tweedstoff, darunter eine schlichte weiße Bluse, eine Strickkrawatte und ein Strohhut mit schmaler Krempe.

Oft liegt sie bis zum Mittag im Bett, lebt in den Tag hinein.

Ihr Geliebter und Finanzier ist nicht ihre große Liebe. Die beiden haben sich arrangiert. Ihre größte Passion ist das Reiten. Innerhalb eines Jahres steigert sie sich von einer Anfängerin zu solchem Können, dass sie die wertvollen und sensiblen Vollblüter ihres Geliebten vor dem Trabrennen warm reiten darf.

Bei einem Ausflug zu einer Treibjagd in den Pyrenäen erlebt sie dann, wovon sie immer geträumt hat: Liebe auf den ersten Blick! Sie sieht in die hellgrünen Augen eines schönen Engländers und ist wie narkotisiert. Kein Wunder, denn sie ist wirklich auf den absoluten Traummann gestoßen. Arthur ist dreißig Jahre alt, feingliedrig, britisch elegant gekleidet – ein vollkommener Gentleman, dem die Erziehung in englischen Eliteschulen bei jedem Wort und jeder Geste anzumerken ist. Dazu ist auch er ein leidenschaftlicher Reiter und begnadeter Polospieler.

Natürlich ist Geld in seinen Kreisen kein Thema. Aber es ist bekannt, dass Arthur trotz seiner jungen Jahre als ehrgeiziger Reeder und Besitzer eines Bergwerks bereits ein Vermögen gemacht hat.

Leider ist sie nicht die Einzige, die für den extrem attraktiven und kultivierten Arthur schwärmt. Er ist ein berüchtigter Womanizer und ständig von einer Clique Frauen umgeben, die alles für ihn tun würden. Wirklich alles. Aber auch sie ist wunderschön und begehrt. Und hat sich in den Kopf gesetzt, möglichst rasch ihren Liebhaber gegen Arthur einzutauschen.

Um Stimmung für sich zu machen, lädt sie Arthur zu den legendären und exzessiven Partys auf dem Schloss ihres Liebhabers ein, die dort häufig stattfinden. Und wirklich wird Arthur bald zum Stammgast. Er versteht sich gut mit ihrem Geliebten und scheint auch für sie Interesse zu entwickeln. Doch sie befürchtet, dass das Ganze zu einer Ménage-à-trois ausarten könnte, was gar nicht in ihre Pläne passt. Sie muss weg vom Schloss. Und zwar schnell.

Also nimmt sie die Sache selbst in die Hand und bittet ihren Liebhaber, ihr seine Wohnung im Zentrum von Paris zu überlassen. Dort möchte sie eine Boutique einrichten, spezialisiert auf Hüte. Denn sie ist der Ansicht, dass sie ein besonderes Talent dafür hat, Hüte zu entwerfen. Ihr Liebhaber ist jedoch nicht sonderlich begeistert von dieser Idee. Die Aussicht, seine Geliebte viel seltener zu sehen, gefällt ihm gar nicht. Aber schließlich ist es Arthur, der sich erfolgreich dafür einsetzt, dass der Liebhaber seine Zustimmung gibt. Ab diesem Moment ist sie sich sicher, dass sie Arthur erobert hat. Was sich in Paris auch bestätigt. Die beiden werden ein Paar. Erst heimlich, dann auch öffentlich.

Arthur kümmert sich reizend um sie, schleppt sie sogar zum Augenarzt, um ihr, die sie ihre starke Kurzsichtigkeit lange versteckt hat, zu einer Brille zu verhelfen. Und er sorgt mit seinem Geschäftssinn dafür, dass die Boutique floriert. Mehr noch: Er erkennt das große Talent seiner Geliebten in Sachen Mode und drängt sie, auch Kleidung zu entwerfen. Die beiden erleben eine wunderbare Zeit. Aber sie möchte mehr. Auch wenn ihr klar ist, dass Arthur ein chronischer Verführer ist, möchte sie ihn ganz für sich allein haben.

Der nächste wichtige Schritt dazu gelingt ein Jahr später. Sie bezieht mit Arthur eine wunderschöne gemeinsame Wohnung nahe den Champs-Élysées. Und sie tut alles, um ihr Bildungsdefizit im Zeitraffer auszugleichen. Sie saugt die Kultur auf. Denn Arthur ist ein Schöngeist. Er liebt das Theater, die Oper, geht gerne gut essen und ist extrem belesen. Mit ihrem Temperament und ihrer erfrischenden Natürlichkeit verschafft sie sich in Arthurs Freundeskreis, der aus berühmten Schauspielern, Tänzern und Literaten besteht, rasch Beliebtheit.

Sie spürt zudem, dass sie Arthur noch stärker an sich binden kann, indem sie ihm geschäftliche Entscheidungen überträgt und ihr Leben mit Arthurs so eng wie möglich verknüpft.

Sie bedient sich dazu auch seiner Eitelkeit. Denn er gefällt sich sichtlich in der Rolle des souveränen Geschäftsmanns, der genau weiß, wie man viel Geld verdient. Er liebt es, nicht nur ihr Liebhaber, sondern auch eine Art bewunderte Vaterfigur für sie zu sein.

Nicht zuletzt durch die zahlreichen Bekanntschaften mit den Stars und der Künstlerwelt von Paris, läuft ihr Geschäft auf Hochtouren. Schnell braucht sie größere Verkaufsräume. Arthur leistet eine Bankbürgschaft, um einen Laden in erstklassiger Lage zu kaufen, und rät ihr, im angesagten und mondänen Deauville in der Normandie eine Filiale zu eröffnen.

Was auch immer die beiden anpacken, wird zum Erfolg. Sie sind ein bewundertes Paar. Auch für ein weiteres Geschäft in Biarritz leiht ihr Arthur das Startkapital, eine beträchtliche Summe. Obwohl er das nicht gefordert hat und ihr das Geld auch schenken würde, gibt sie es ihm schon ein Jahr später zurück. In bar. Es ist ihr ein wichtiges Zeichen, um ihre Unabhängigkeit zu demonstrieren. Erfolg macht sexy, und sie weiß, dass auch der gebildete Arthur der Wirkung dieser einfachen Regel nicht widerstehen kann.

Haben Sie die Puzzleteile der Biografie erkannt? Es handelt sich bei der jungen Frau um Coco Chanel, die Gründerin des weltberühmten und bis heute erfolgreichen Modelabels.

Und bis hierher ist Cocos Strategie der gelebte Beweis, dass man selbst einen chronischen Womanizer zähmen und an sich binden kann. Sie beherrschte die Instrumente der Verführung virtuos.

Es soll aber nicht unerwähnt bleiben, dass auch der so zielstrebigen, geschickten und ehrgeizigen Mademoiselle Chanel nicht alles gelang. Denn nichts hätte sie sich sehnlicher gewünscht, als Arthur zu heiraten und mit ihm gemeinsame Kinder zu haben.

Da aber Arthur zusätzlich eine politische Karriere anstrebte, heiratete er 1918 in den einflussreichen und reichen britischen Adel ein – mehr eine strategische Entscheidung als eine Liebesheirat. Was sich daran zeigte, dass Coco und der verheiratete Arthur, inzwischen Vater einer kleinen Tochter, weiterhin ein Liebespaar blieben. Dreizehn Monate nach seiner Hochzeit kam Arthur bei einem Autounfall in Cannes ums Leben. Einen Tag vor Weihnachten. Er war auf der Fahrt von Coco, mit der er in Paris Weihnachten vorgefeiert hatte, zu Tochter und Frau in Südfrankreich.

Glücklicherweise sind nicht alle Männer so harte Brocken wie Arthur Capel. Aber Coco Chanel ist ein eindrucksvoller Beweis dafür, dass die gebündelten Kräfte der Entschlossenheit wie ein Zauberstab wirken, mit dem sich Türen und Herzen öffnen lassen. Und mit dem sich das Maximum des Möglichen erreichen lässt.

5. DIE BEDEUTUNG VON EIGENWERBUNG

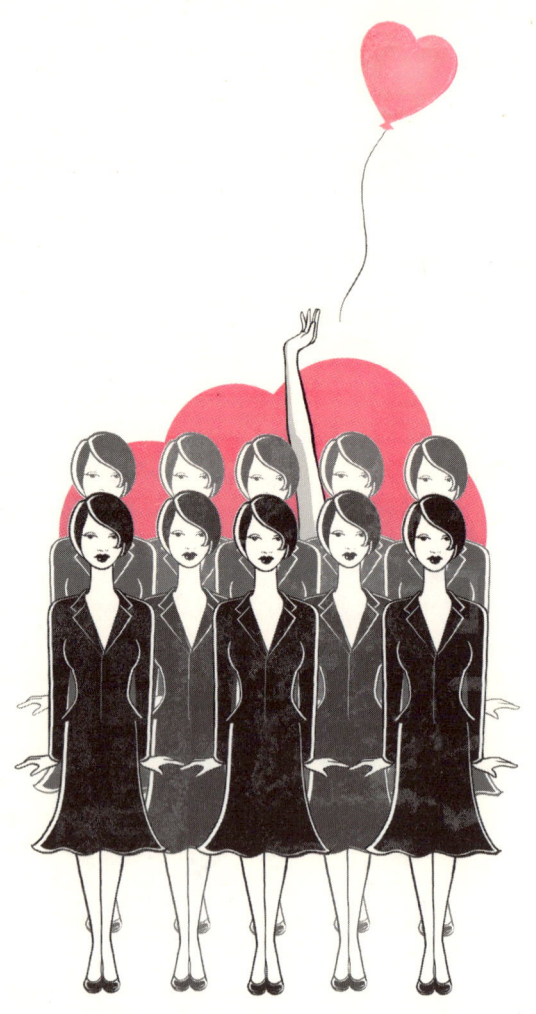

Enten legen ihre Eier in Stille.
Hühner gackern dabei wie verrückt. Was ist die Folge?
Alle Welt isst Hühnereier.
HENRY FORD, GRÜNDER DER
FORD MOTOR COMPANY (1863–1947)

Die folgende Partnerschaftsannonce war in diesem Wortlaut in einer deutschen Wochenzeitung zu lesen. Sie verrät viel über das Wesen der Männer, beherzigen diese doch bei der Selbstdarstellung eine der wichtigsten Regeln der Werbung: Das Produkt muss zum Helden werden.

Finanziell unabhängiger Unternehmer (Raum Köln, 53/1,74, jugendlicher Typ) sucht repräsentative SIE für gemeinsame Freizeitgestaltung und eventuelle Partnerschaft: Sie sind schlank, groß, sportlich, humorvoll, weltoffen und kultiviert (bis 39 J.)? Dann zögern Sie nicht, mir ein Foto (nur Ganzkörper) über Chiffre … zu senden.

Das Produkt, das zum Helden gemacht werden muss, ist in diesem Fall der Mann selbst. Also macht er kräftig Eigenreklame und legt zuerst einmal den finanziellen Köder aus. Geld zieht immer, so die urmännliche Überlegung. Und er ordnet sich mit dreiundfünfzig Jahren mutig als jugendlicher Typ ein. Hoffentlich hält diese Versprechung auch einem Reality-Check stand! Auf eine Gewichtsangabe verzichtet der Unternehmer vorsichtshalber. Und die nicht gerade stattliche Größe von 1,74 Meter hält ihn nicht davon ab, von seiner deutlich jüngeren Wunschpartnerin ein ganzes Paket von Eigenschaften zu verlangen. Das zeugt von einem sehr großen Ego – kein Einzelfall.

Es ist nicht zu übersehen: Die Grenze zwischen Selbsteinschätzung und Selbstüberschätzung ist bei vielen Män-

nern fließend. Und sie müssen nicht einmal lügen, um solche Annoncen zu verfassen. Denn die meisten Männer halten sich – trotz offensichtlicher Defizite – wirklich für unwiderstehlich und einzigartig. Zwei Drittel aller Männer denken ohne Einschränkung, sie seien gutaussehend. Und 83 Prozent sind der Meinung, dass sie die ideale Körpergröße haben.

Ein kleiner Napoleon steckt also in jedem Mann.

Aber ganz ehrlich: Mit uns Männern ist es wie mit Häusern. Die wirklich guten Objekte landen meist gar nicht erst beim Immobilienmakler, sondern gehen unter der Hand weg. Mundpropaganda reicht vollkommen aus. Schwerer verkäuflich sind hingegen Häuser wie Männer, die einen Konstruktionsfehler oder Macken haben.

Obwohl das kein Geheimnis ist, haben Männer mit ihrer unerschütterlichen Selbstwahrnehmung und skrupellosen Eigen-PR immer noch Erfolg. Und sie ignorieren ohne schlechtes Gewissen einen weisen Ratschlag des griechischen Satirikers Lukian (ca. 120–180 n. Chr.): »Das Etikett sollte nicht größer sein als der Sack.«

Was also können und sollten Frauen aus dem männlichen Verhalten lernen?

Selbstbewusstsein wirkt ansteckend!

Auch wenn niemand der positiven Selbsteinschätzung uneingeschränkt Glauben schenkt, bleiben zumindest Fragmente hängen, wenn die Lobeshymnen nur oft genug wiederholt werden. Das jedenfalls legt ein Ausspruch des englischen Philosophen Francis Bacon nahe, den dieser dem griechischen Philosophen Plutarch entlehnt hat: *Semper aliquid haeret.* Was übersetzt bedeutet: »Irgendwas bleibt immer hängen.« Bezogen ist der Sinnspruch ursprünglich auf üble Nachrede: Macht man jemanden lange genug schlecht, ist sein Ruf irgendwann wirklich ramponiert.

Das gilt auch für die Verbreitung von Bildern, auf denen

Menschen unvorteilhaft aussehen. Sie haben eine unwidersteh-
liche Wirkung und extreme Nachhaltigkeit. Auch Angela Merkel bekam das zu spüren – und zog daraus Konsequenzen. Seit
der Autovermieter Sixt sich in einer Werbekampagne über ihre
damals biedere Frisur lustig gemacht hat, achtet sie viel stärker
auf ihre Erscheinung. Was zeitweise sogar so weit ging, dass es
für Fotografen Richtlinien gab, wie sie Angela Merkel nicht
fotografieren sollten: von unten, von der Seite und beim Gehen.

Die Weisheit *Semper aliquid haeret* gilt jedoch auch in umge-
kehrter Richtung: **Stellt sich jemand selbst oder eine andere
Person nur lange genug als grandios dar, setzt sich das ebenfalls im Bewusstsein der Mitmenschen fest.** Bei Produkten
funktioniert das natürlich ebenso. Und da die qualitativen, tatsächlich wahrnehmbaren Unterschiede zwischen identischen
Produkten verschiedener Hersteller heute oft verschwindend
gering sind, setzt die Werbung verstärkt auf das Markenimage,
um Kaufentscheidungen zu forcieren.

Als »Image« bezeichnet die Marketing-Sprache den Ge-
samteindruck eines Meinungsgegenstands. Nehmen wir als Beispiel ein Auto, den Fiat 500. Er hat wie alle Produkte ein Image,
das in unserer Wahrnehmung von zwei wesentlichen Komponenten bestimmt wird: der *kognitiven* und der *affektiven*.

Die kognitive Ebene sammelt alle Erkenntnisse, die wir über
diesen Autotyp haben. Es gibt vielleicht einen Onkel, der früher
einen Fiat 500 fuhr und uns erzählte, dass der Motor im Winter
nie ansprang. Oder wir haben in unserer Jugend einen Fiat 500
gesehen, der extrem verrostet war. Das hat sich bei uns fest-
gesetzt und unsere Einschätzung dieses speziellen Automodells
geprägt.

Die zweite Art der Wahrnehmung, die affektive, betrifft die
Gefühlsebene. Vielleicht haben wir als Kind im Italienurlaub
viele Fiat 500 in leuchtenden Farben gesehen, das Dach weit

zurückgerollt. In ihnen saßen gut aussehende, temperamentvolle italienische Frauen und Männer. Diese Beobachtung war verbunden mit Sommer, Fröhlichkeit, Lebensfreude, Unbeschwertheit – und leckerer Eiscreme. Auch dieser sinnliche Eindruck hat uns stark geprägt.

2007 brachte Fiat nach fünfzig Jahren wieder ein neues Modell des Fiat 500 auf den deutschen Markt. Die Werbung dafür setzte ganz klar auf Emotionen. Sie betonte das Lebensgefühl, rückte die niedliche Form in den Vordergrund. Sie versuchte nicht, uns durch technische Informationen und Details zu locken, sondern verführte uns mit Italo-Sehnsucht und Retro-Charme. Und der sensationelle Verkaufserfolg beweist: Die emotionale Ebene ist in diesem Fall für unsere Kaufentscheidung wichtiger als die vernunftbetonte. Dass die 500er früher technisch unzuverlässig, unbequem und unsicher waren? Egal! Das wird Fiat inzwischen in den Griff bekommen haben. Aber wenn wir im neuen Fiat 500 sitzen, beamen wir uns an die Adria, nach Rimini, in glückliche Zeiten, umgeben von schönen Dingen und Menschen. Wir erleben eine Zeitreise in die Super-8-Filme unserer Eltern und fühlen uns jung und gut dabei.

Imagekampagnen sind nicht auf Produkte beschränkt. Kein Spitzenpolitiker kommt heute ohne seinen Beraterstab aus, der systematisch an seinem Image arbeitet. Die Folge: **Das Image hat die Inhalte an Bedeutung überflügelt.**

Und auch bei der Imagebildung eines Politikers wird überwiegend mit Emotionen gearbeitet. Barack Obamas Erfolg beruht zum Beispiel auch auf seiner markanten Selbstinszenierung als der »schwarze Kennedy«. Mit ihr koppelte er sein Image geschickt an den legendären und vergötterten J. F. Kennedy, der in den Sechzigerjahren zu den ersten Politikern gehörte, die den Wert von PR erkannten und systematisch pflegten.

In der Politik wird natürlich auch versucht, das Image des

Gegners zu schädigen. Wir erinnern uns an den Beinamen »Kaschmir-Kanzler«, der Gerhard Schröder verliehen wurde, nachdem er sich für das Magazin *Life&Style* im Brioni-Anzug fotografieren ließ. Obwohl die Mehrzahl dieser Anzüge nicht aus Kaschmir, sondern aus Merinowolle gefertigt wird, war die spöttische und lautmalerische Bezeichnung des Zigarre paffenden Kaschmir-Kanzlers für die Opposition und Schröders Gegner eine willkommene Munition.

Der Blick auf erfolgreiches Marketing lässt entsprechend folgendes Zwischenfazit zu: Konsequente Imagepflege ist von entscheidender Bedeutung dafür, wie die Menschen um uns herum uns wahrnehmen. Beziehungsweise dafür, dass sie uns überhaupt wahrnehmen.

Zurück zum Kernthema: Für uns Männer ist das Image einer Frau von enormer Bedeutung. Denn wir lassen uns von Bildern bekanntlich leicht verführen. Auch von Bildern, die unserer Fantasie entspringen. Wenn das Image einer Frau in unserem Kopfkino einen Film in Gang setzt, wirkt das wie ein Turbo auf unser Interesse. Umso erstaunlicher, dass viele Frauen ihrem Image immer noch so wenig Bedeutung schenken! Sie pflegen mit viel Hingabe und Aufwand ihren Körper, aber nicht ihren Mythos.

Dabei ist es gar nicht kompliziert, sich ein herausragendes Image zu verschaffen.

Wie das auch ohne PR-Berater geht? Die wichtigste Regel: Man muss sich aus der Masse hervorheben, unverwechselbar sein.

Eine Möglichkeit dafür: visuelle Markenzeichen. Extreme Beispiele sind der Lidstrich, die Hochsteckfrisur und die Matrosen-Tattoos, mit denen Soulsängerin Amy Winehouse für Furore sorgte. Oder markante Brillen, wie sie US-Popstar Anastasia zu Beginn ihrer Karriere zum Markenzeichen machte. Das Kult-

Model Agyness Deyn wurde auch dadurch so schnell berühmt, dass sie fast immer mit Hut zu sehen war. Und von Filmdiva Marlene Dietrich wird berichtet, sie habe sich unter großen Schmerzen sogar vier Backenzähne ziehen lassen, um ihre hohen und breiten Wangenknochen zu betonen, die ihr den Nimbus der Unnahbarkeit verliehen.

Der Nachteil von visuellen Markenzeichen: Sie unterliegen Modeströmungen. Und da Trends heute immer kurzlebiger werden, lassen sich mit ihnen nur für einen begrenzten Zeitraum Zeichen setzen.

Besser und beständiger ist also die **Eigenwerbung durch persönliche Fähigkeiten, durch ein besonderes Verhalten oder eine außerordentliche Biografie.** Dass sie kein prägnantes Image besitzen, entschuldigen Frauen oft mit der Ausrede: »Ich bin doch eigentlich ganz normal.« Richtig. *Eigentlich*! Auf den zweiten Blick besitzt jede, ja, wirklich *jede* Frau genug Individualität, um sich abzuheben.

Sie wollen Beispiele? Gerne! Es kann bereits ein außergewöhnliches Hobby wie Fechten sein, das Männer ins Träumen bringt und eine Frau in ihrer Fantasie in eine Amazone verwandelt. Verfügen Sie über einen Jagdschein? Oder einen Segelschein? Auch gut. Tanzen Sie Tango? Schlafen Sie grundsätzlich nackt? Haben Sie achtzig Paar Schuhe? Trinken Sie gerne Whiskey? Spielen Sie Klavier? Sind Sie Schlafwandlerin? Haben Sie den schwarzen Gürtel in Karate? Fahren Sie Motorrad? Können Sie reiten? Tragen Sie seit zwanzig Jahren dasselbe Parfüm? Stehen Sie am Wochenende nie vor zwölf Uhr auf? Können Sie gut Witze erzählen? Verbringen Sie jedes Jahr eine Woche im Kloster? Spielten Sie früher mal Fußball? Sprechen Sie eine ungewöhnliche Sprache, zum Beispiel Schwedisch? Haben Sie eine Ballettausbildung, können Sie Spagat? Oder Snowboarden? Surfen? Dann bitte raus damit! **Lassen Sie Ihre Mitwelt wissen, was Sie tun und können.**

Oder nicht können. Denn auch Eigenschaften, die auf den ersten Blick vielleicht nicht so erstrebenswert sind, machen Sie zum Individuum. Sie treten ständig in Fettnäpfchen? Sie erröten, sobald von Ihnen gesprochen wird? Sie sind die miserabelste Köchin aller Zeiten? Sie haben eine rekordverdächtige Sammlung von Sommersprossen oder von Muttermalen auf dem Rücken? Sie trugen beim ersten Sex mit dem neuen Lover aus Versehen Ihren peinlichsten Slip?

Das alles macht Sie interessant. Das hebt Sie von der Masse ab. All diese Eigenschaften bilden eine gute Grundlage für eine Legendenbildung. Oder haben Sie vielleicht sogar mal ein paar Monate als Stewardess gearbeitet? Bestens! Spätestens seit *Sex and the City* wissen alle Frauen, dass Männer den Beruf der Stewardess auch in Zeiten der Billigflieger immer noch konkurrenzlos sexy finden. Eine Tatsache, die übrigens auch Sabine Christiansen beim Start ihrer Karriere für Männer besonders interessant machte. Schließlich versah die Presse sie trotz ihrer soliden journalistischen Ausbildung lange Zeit beharrlich mit dem Zusatz »Ex-Stewardess«, da Christiansen sieben Jahre als Flugbegleiterin gearbeitet hatte.

Flügel verleiht den Männerfantasien aber auch, wenn Sie irgendwann einmal mit einem halbwegs berühmten Mann liiert waren. So wertete es beispielsweise das Image der Mitarbeiterin einer Frauenzeitschrift extrem auf, dass sie nach einem Konzert in München mit Pete Doherty gesehen und fotografiert wurde, auch wenn sie die Nacht mit üblem Herpes bezahlte. Aber seitdem verströmt sie für Männer einen Hauch von Kate Moss. Und ist entsprechend begehrt.

Ein weiteres Beispiel, wie vorteilhaft Kerben von prominenten Männern im Bettpfosten das Image prägen können, ist Carla Bruni. Ihr werden Beziehungen mit einer langen Liste an Berühmtheiten nachgesagt. Darunter Großkaliber wie Mick Jagger,

Kevin Costner, Eric Clapton, Donald Trump und viele mehr. Die Auswirkungen ihrer stattlichen Sammlung von Lovern auf ihre Anziehungskraft sind allgemein bekannt.

Eine unerschöpfliche Quelle, um sich einen Ruf zu erarbeiten, ist daneben die Familienchronik. Stammen Sie vielleicht in der siebzehnten Generation von Hugenotten oder Raubrittern ab? Gibt es eine direkte Linie zu einem Nobelpreisträger oder Bankräuber? Forschen Sie nach! Und halten Sie Ihre Ahnengeschichte nicht weiter verborgen.

Vielleicht war Ihr Urururuntel russischer Abstammung. Dann können Sie sich statt Ursula von ihren Freundinnen künftig Uschka nennen lassen – und kommen in den Genuss erhöhter männlicher Aufmerksamkeit und eines Exotik-Bonus.

Meisterin der Selbstdarstellung ist Pop-Übermutter Madonna. Sie hat sich regelmäßig völlig neu positioniert und dabei die Kunst der Andeutung perfektioniert. Als sie bei den MTV Music Awards 2003 vor einem Millionenpublikum acht Sekunden lang mit Zungeneinsatz mit Britney Spears knutschte, war sie sich wohl völlig klar darüber, dass das ihre Einordnung als bisexuell pushen würde. Was dann auch passierte. Und sie punktete damit gleich doppelt: Bei Frauen, die eine solche öffentliche Grenzüberschreitung mutig fanden, und bei allen Männern, die Bisexualität bei Frauen erregend finden – und das ist die Mehrzahl.

Durch diese Beispiele wird auch klar, dass es grundsätzlich zwei Ansätze der Imageprägung gibt: die durch Fakten und die durch Fiktion. Wobei es natürlich zu Mischformen kommen kann.

Mehr Spielraum bei der Imagebildung bietet der kreative und freie Umgang mit der Wahrheit. Wenn Sie glaubhaft streuen, dass Ihre Familie unsäglich reich ist und Sie eigentlich gar nicht arbeiten müssten, wird das von Ihrem Umfeld sicher begierig aufgesogen und weitererzählt. Die Tatsache, dass Sie trotzdem einen alten Golf fahren, macht Sie undurchschaubar – und damit spannend. Es umgibt Sie mit einer Aura lässigen Understatements.

Oder Sie erzählen auf der nächsten Party dem erstbesten Mann, der Ihnen über den Weg läuft, dass Sie grundsätzlich nie einen Lover in Ihrem Bett übernachten lassen. Nach dem Sex habe der Mann sich bei Ihnen zügig zu verabschieden. Denn Sie legten Wert darauf, dass Sie alleine schlafen. Sie würden deshalb auch nie mit einem Mann zusammenziehen. Eine Geschichte, die sicher bald die Runde macht. Die Konsequenz? Jeder Mann spielt mit dem Gedanken, der Erste zu sein, dem es gelingen könnte, Ihre harten Regeln zu brechen. Denn wir **Männer lieben Herausforderungen und Wettbewerb!**

Richtig gemacht haben Sie alles, wenn es bereits bei der Erwähnung Ihres Namens heißt: »Das ist doch die, die …« Ihr Ruf muss Ihnen vorauseilen. Auch in der Männerwelt! Denn entgegen der Klischees tauschen wir uns nicht nur über die körperlichen Vorzüge von Frauen aus, sondern lassen unsere Neugier auch durch interessante Geschichten und besondere Fähigkeiten wecken.

Obwohl kleine Realitätskorrekturen harmlos und schwer nachzuweisen sind, möchte ich Sie aber nicht zum Schwindeln überreden. Letztlich ist es eine Typfrage, mit welcher Strategie Sie Ihr Image steuern – ob Sie lieber für das bewundert werden, was Sie wirklich sind und können. Oder ob es Ihnen Spaß macht, wie eine Schauspielerin eine mehr oder weniger selbst erdachte Rolle zu spielen. Wobei Sie in beiden Fällen nie die volle Kontrolle über Ihr Image behalten werden. Sie können die Impulse setzen, eventuell Korrekturen vornehmen, aber die Entwicklung Ihres Rufs hat eine Eigendynamik, auf die Sie nur bedingt einwirken können.

Das hat natürlich auch Vorteile. Denn wenn Sie beim ersten

Date mit Bewunderung zu hören bekommen, dass erzählt wird, Sie hätten im vergangenen Jahr den Kilimandscharo bestiegen – ein Gerücht, das Sie tatsächlich in die Welt gesetzt haben, obwohl Sie nicht einmal schwindelfrei sind –, können Sie milde lächelnd sagen: »Ach, du weißt ja, es wird so viel erzählt. Man darf nicht alles glauben …«

Sollten Sie dagegen Unerfreuliches über sich hören, können Sie mit einem alten jüdischen Sprichwort kontern: »Ein guter Ruf geht weit, ein schlechter noch viel weiter.«

Oder Sie können Oscar Wilde zitieren, der auch zu diesem Thema ein treffendes Bonmot beigesteuert hat: »Es ist schlimm, wenn alle über einen reden. Aber es ist noch schlimmer, wenn keiner über einen redet.«

Wichtig ist auf jeden Fall, *dass* über Sie geredet wird.

Welchen Erfolg ein kleines Imagetuning bringen kann, dass es zugleich aber auch mit Risiken verbunden ist, zeigt folgendes Erlebnis, erzählt von der 33-jährigen Lena, die in Konstanz am Bodensee lebt.

Es war mir ein Rätsel, warum Veronika mit vierunddreißig Jahren immer noch Single war. Von all meinen Freundinnen ist sie die interessanteste und verlässlichste. Dazu clever, sportlich, hat eine tolle Figur, sieht wirklich gut aus. Zugegeben, ihr Beruf als Steuerberaterin ist vielleicht nicht so sexy, aber sie steht immerhin fest auf eigenen und schönen Beinen. Wo waren nur die Männer, die diesen Juwel endlich entdecken wollten?

Ich fragte also meinen besten Freund Andreas, warum die Jungs Veronika nicht scharenweise nachliefen.

»Hm, sie wirkt ein bisschen langweilig«, urteilte er.

Langweilig? Das ist Veronika nun wirklich nicht, wenn man sie näher kennenlernt. Vielleicht am Anfang etwas schüchtern.

Aber was nutzen all ihre verborgenen Qualitäten, wenn die Männer Veronika falsch einschätzen und dadurch abgeschreckt werden? Ich hätte ihrem Glück so gerne auf die Sprünge geholfen!

Und wirklich bot sich dafür vor etwas mehr als einem Jahr die Gelegenheit. Zwei Freunde, die ich von früher aus dem Internat kenne, hatten ihren Besuch angesagt. Einer von beiden war zu diesem Zeitpunkt gerade wieder Single. Etwas eitel, aber schon ein interessanter Typ und damals im Internat bei den Mädels einer der großen Abräumer. Jetzt arbeitet Alexander in Frankfurt an der Börse. Ich wollte also, dass mich Veronika zu dem Treffen begleitet, damit sie Alexander ganz unverbindlich kennenlernen konnte. Sie hatte aber keine große Lust. Außerdem wandte sie ein, sie habe an dem betreffenden Abend Reitstunde. Ich musste all meine Überredungskunst einsetzen, bis Veronika versprach, zumindest nach der Reitstunde noch kurz ins Café zu kommen, in dem ich mich mit Alexander und seinem Freund verabredet hatte.

Das tat sie dann auch. Allerdings machte Veronika sich nicht die Mühe, sich vorher noch umzuziehen, und kam in ihren alten Reitklamotten. Nicht gerade elegant. Und auch nicht uneingeschränkt wohlriechend. Aber ich sah, dass Alexander leuchtende Augen bekam, als er Veronika in der weißen Reithose und den braunen Stiefeln sah. Veronika allerdings war wie immer sehr schüchtern, ziemlich wortkarg und blieb weit unter ihren Möglichkeiten. Schon nach zwanzig Minuten verabschiedete sie sich.

»Versuch fehlgeschlagen«, dachte ich.

Aber sobald Veronika das Café verlassen hatte, fragte mich Alexander: »Wahnsinn, sie spielt Polo, oder?«

Es war deutlich zu spüren, dass er total begeistert war. Besonders von der Vorstellung, dass sie eine Polospielerin sein könnte, während er nur ein Poloshirt trug. Ich wollte also Veronikas

Chancen bei Alexander nicht durch die Information zunichte-machen, dass sie nach meinem Kenntnisstand sicher noch nie in ihrem Leben einen Poloschläger in der Hand gehalten hat und nicht einmal eine besonders gute Reiterin ist. Um Zeit zu gewinnen und über die weitere Strategie nachzudenken, fragte ich ihn also: »Woran hast du denn gemerkt, dass sie Polo spielt?«

»Sie trug ziemlich edle Polostiefel«, erklärte Alexander mit dem Stolz eines Kenners. »Im Gegensatz zu normalen Reit-stiefeln haben die einen Reißverschluss an der Vorderseite. So kommt man bei Verletzungen schneller raus.«

»Klar doch«, sagte ich.

Aber auf seine nächste Frage war ich schlechter vorbereitet.

»Wo spielt sie denn?«, wollte Alexander wissen.

»In Zürich«, log ich in der Hoffnung, dass mein Schwindel nicht sofort aufflog. Aber ich hatte irgendwo gehört, dass es dort wirklich einen Poloclub gibt.

»Kenn ich, Polo Park Zürich. Wahnsinn, da fährt sie ja jedes Mal mindestens eine Stunde«, meinte Alexander. Und Veronika stieg nochmals in seinem Ansehen, weil sie ihren Sport mit so viel Aufwand betrieb.

»Ruf sie doch einfach mal an, dann kannst du sie das alles selbst fragen«, riet ich Alexander.

»Ich weiß nicht, ob das eine so gute Idee ist«, sagte er. »Sie war ja eher abweisend.«

»Na ja, sie ist bei Jungs schon sehr wählerisch und verwöhnt«, sagte ich – und musste schmunzeln. Aber ich rechnete mir aus, dass meine Absicht funktionieren könnte: Er sollte Veronikas Unsicherheit für Arroganz oder Desinteresse halten. Das wür-de ihn, den erfolgsverwöhnten Frauenliebling, wohl so richtig heiß machen. Ich gab ihm also Veronikas Handynummer.

Als ich Veronika eine Stunde später meine Notlüge beichtete, war sie kurz davor, mir die Freundschaft zu kündigen. »Das kannst du doch nicht tun«, sagte sie entsetzt. »Jetzt stehe ich als Lügnerin da.«

»Du musst ihm ja nicht erzählen, dass du gar nicht Polo spielst«, sagte ich. »Kauf dir doch einfach bei eBay eine Tasche für Poloschläger. Dann stopfst du sie mit Papier aus und tauchst damit das nächste Mal auf. Ist doch egal. Hauptsache, er beißt an.«

Ich war da viel skrupelloser als Veronika und deshalb in Sachen Jungs und Beziehungen wohl auch etwas erfolgreicher.

»Und wie stellst du dir das vor?«, wollte Veronika wissen. »Mal angenommen, Alexander und ich lernen uns wirklich näher kennen – und darum geht's ja. Dann muss ich ihm doch irgendwann mal die Wahrheit sagen und mich als Betrügerin outen.«

»Oder du machst einen Crashkurs und lernst wirklich Polo zu spielen«, sagte ich und versuchte, mich mit diesem Witz darüber hinwegzuretten, dass ich die kleine Schwindelei nicht mit allen nachfolgenden Details bedacht hatte.

Wir einigten uns also schließlich darauf, dass Veronika bei Alexanders Anruf erst einmal einfach ein Date vereinbaren sollte. Meine Hoffnung war, dass Alexander sich noch mehr in Veronika verlieben würde, wenn er sie erst näher kennengelernt hätte. Dann wäre die Polo-Geschichte hoffentlich nicht mehr entscheidend.

Alexander rief wirklich gleich am nächsten Tag bei Veronika an, und die beiden trafen sich zwei Wochen später zu einem Abendessen, für das Alexander eigens aus Frankfurt anreiste. Er verliebte sich wirklich Hals über Kopf in Veronika. Obwohl sie bereits am ersten Abend erklärte, dass das mit dem Polospielen ein Missverständnis sei. Sie hätte mal mit dem Gedanken gespielt, damit anzufangen, und habe sich auch wirklich den Club bei Zürich angesehen. Aber ich hätte da wohl etwas falsch verstanden.

Natürlich nahm ich die Schuld gerne auf mich, denn Veronika und Alexander sind immer noch ein Paar. Und inzwischen sogar verlobt.

Es gab da aber zwei Dinge, die mich brennend interessierten und die ich Veronika bei Gelegenheit fragte: »Warum trägst du eigentlich Polostiefel?«

»Ich hab die vor Jahren mal auf einem Flohmarkt in Budapest gekauft«, verriet Veronika. »Sie sind angeblich handgenäht und stammen von einer ungarischen Baronesse. Auf jeden Fall waren diese Stiefel eine gute Investition!«

»Und warum ist Alexander so heiß auf Polospielerinnen?«

»Eine längere Geschichte«, erklärte Veronika. »Sein Vater starb früh. Der Vater seines besten Freundes wurde so eine Art Ersatzvater für ihn. Und der spielte Polo. Also wollte Alexander nichts lieber, als ebenfalls Polospieler werden. Er lernte Reiten und hatte auch wirklich Talent. Aber im Alter von fünfzehn Jahren hatte er einen Reitunfall und verletzte sich an der Wirbelsäule. Seitdem durfte er nie wieder auf ein Pferd.«

Also schon ein besonderes Schicksal, das Veronika und Alexander durch einen kleinen Schwindel zusammengeführt hat.

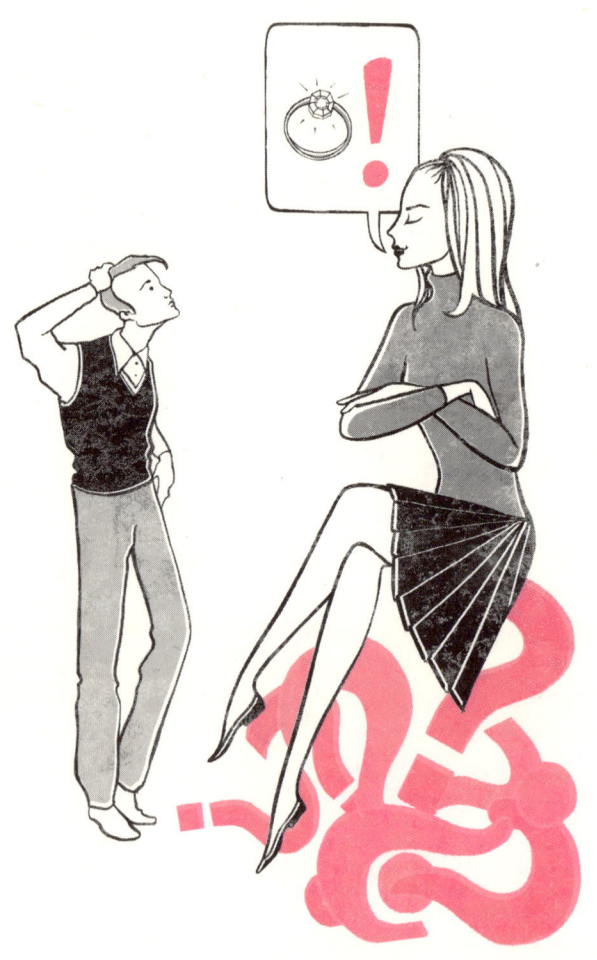

Erzähle mir — und ich vergesse.
Zeige mir — und ich erinnere.
Lass es mich tun — und ich verstehe.
KONFUZIUS, CHINESISCHER PHILOSOPH
(551–479 V. CHR.)

Hättest du Lust, mit mir dieses neue vietnamesische Restaurant zu testen? Das soll sehr gut sein...«

»Was meinst du, sollen wir am Wochenende an den See fahren? Wir könnten uns was zum Grillen mitnehmen...«

»Ich würde so gerne den neuen Almodovar-Film im Kino sehen. Du willst den nicht sehen, oder? Denn sonst könnten wir ihn ja vielleicht gemeinsam gucken...«

»Ach, ich träume schon immer davon, einfach mal ins Auto zu steigen und loszufahren. Egal wohin, einfach treiben lassen. Was hältst du davon?«

All das sind Sätze, die wir Männer so oder ähnlich von Frauen zur Genüge kennen.

Sie beweisen uns: Ein Großteil der Initiativen und Impulse in einer Partnerschaft geht von der Frau aus. Das ist auch nicht verwunderlich. Denn Frauen sind bekanntlich entdeckungsfreudiger, offener, neugieriger und fantasievoller als Männer. Wir leben gerne im alten Trott vor uns hin, halten an bewährten Verhaltensmustern und lieb gewonnenen Dingen wie unseren durchlöcherten T-Shirts und jahrzehntealten Unterhosen fest. Jede minimale Änderung der Routine werten Männer erst einmal als Störung.

Aber warum haben Frauen die seltsame Angewohnheit, ihre Wünsche und Anregungen immer als Fragen zu tarnen? Warum müssen sie selbst gute Ideen noch zur Diskussion stellen? Warum sagen sie nicht klipp und klar, was sie wollen? Sie erwarten doch nicht ernsthaft einen besseren Gegenvorschlag des Mannes. Nein, die Erfahrung dürfte dagegen sprechen.

Frauen, die mit Brüdern aufgewachsen sind, tun sich da etwas leichter. Sie haben in jahrelangen innerfamiliären Machtkämpfen trainiert, Jungs gegenüber eine natürliche Autorität und Willensstärke zu zeigen. Und sie haben gelernt, dass an der alten Großmutterweisheit etwas dran ist: »Wer viel fragt, der kommt zu nichts.«

Denn ganz ehrlich: Wenn der Mann sich nicht so entscheidet, wie die Frau sich das eigentlich wünscht, fördert das nicht gerade die Stimmung, was auf Dauer zu Frustration führt. Diese können und sollten sich die Frauen aber ersparen – zum Beispiel mit einer männergerechteren Formulierung, wie:

»Ich möchte gerne dieses neue vietnamesische Restaurant testen. Reservier uns doch für acht Uhr einen Tisch, die Nummer findest du sicher im Internet. Und hol mich bitte eine halbe Stunde vorher ab.«

Statt eines schüchternen Anklopfens eine Ansage – so glasklar und unmissverständlich wie der Tagesordnungspunkt eines Businessmeetings. Ein Mann, der solch einen Klartext nicht gut findet, muss wohl erst geboren werden. Mit eindeutigen Entscheidungen können alle Männer gut leben. Daneben sollte ein automatisches Warnsignal alle Frauen davor bewahren, bei der Kommunikation mit Männern irgendeine Form des Konjunktivs zu verwenden: »Wir könnten«, »Ich hätte«, »Es würde« – das ist rhetorische Zuckerwatte, das sind leere Wortkalorien. Unnötig. Und wenn wir schon gerade dabei sind: Setzen Sie sich auch in Bezug auf Fragezeichen auf Dauerdiät! Sie haben doch eine feste Vorstellung davon, wie der Mann antworten sollte. Nehmen Sie diese einfach als Grundlage für Sätze im Imperativ. Klingt vielleicht kompliziert, ist aber leicht umzusetzen.

Also nicht: »Hättest du vielleicht Lust, am Samstag mit mir einen Stadtbummel zu machen? Ich bräuchte mal wieder neue Schuhe…«, sondern: »Ich möchte mir am Samstag neue Schuhe kaufen. Die sollen ja auch dir gefallen. Also komm mit. Und wenn du brav bist, darfst du mich danach auf ein Glas Spritz einladen.«

Machen Sie einfach mal den Selbstversuch: Verzichten Sie eine Woche lang bei Gesprächen mit einem Mann Ihrer Wahl auf unnötige Fragen und Sätze mit Verben im Konjunktiv. Die Wirkung? Werden Sie bald spüren: Der Mann wird sich Ihrer plötzlichen Entscheidungsstärke (nach anfänglicher Verwunderung und einer kurzen Gewöhnungsphase) bereitwillig fügen. Und Sie werden mehr und mehr Vertrauen in Ihre Entscheidungen bekommen.

Deshalb: Bekennen Sie sich zu den eigenen Ideen, und stellen Sie diese nicht in Frage.

Sie kommen mit dieser Entschlossenheit auch den Männern ein gutes Stück entgegen. Denn nach evolutionspsychologischen Erkenntnissen sind Männer sprachlich träger und unbeweglicher als Frauen. Auch ihr aktiver Wortschatz ist kleiner. Besonders in der Analyse von Gefühlen und Befindlichkeiten sind sie ungeübter und den Frauen sprachlich unterlegen.

Was man nicht gut kann, das tut man auch nicht gerne. Die Konsequenz: Männer wollen Konjunktiv-Diskussionen mit den wortmächtigeren Frauen nach Möglichkeit vermeiden und bestimmen daher meist selbst das Programm. Sie haben aber auch kein Problem damit, wenn die Frauen das selbstbewusst, elegant und entschlossen übernehmen – und ihrem Partner somit ebenfalls ein langes Drumherumreden ersparen.

Die Rolle der entscheidungsfreudigen und richtungweisenden Alphafrau mag anfangs ungewohnt sein. Aber Sie werden bald spüren, wie es auf wunderbare Weise das Verhältnis zu einem Mann vereinfacht und den Umgang direkter macht, wenn die leidigen Diskussionen über Ausflugsziele, Hochzeitsgeschenke, Verwandtenbesuche, Speisepläne, Tagesprogramme, Investitionen, Urlaubsziele etc. plötzlich wegfallen.

Ausrufezeichen statt Fragezeichen setzen! Diese Taktik im verbalen Umgang mit Männern ist ein Selbstläufer. Denn mit jeder weiblichen Entscheidung, die sich als gut herausstellt, vertrauen die Männer Ihnen noch mehr und überlassen Ihnen gerne weiter die Führung.

Tatsachen schaffen mit weiblichen Waffen ist aber keine neue Taktik. In allen Epochen gab es Frauen, die das Handeln dem Reden vorgezogen haben – und damit einen Erfolg nach dem anderen feiern konnten.

Eine der berühmtesten Frauen der Tat: Kleopatra. Julius Cäsar bestellte sie im Jahr 48 v. Chr. nach Alexandria. Nicht etwa, weil ihre Schönheit bereits legendär war, sondern weil er Geld eintreiben wollte, das die Ägypter Rom schuldeten. Hinzu kamen politische Gründe: Cäsar strebte eine Versöhnung von Kleopatra mit ihrem Bruder Ptolemaios XIII. an, der gleichzeitig ihr Ehemann war, wie es damals durchaus der Tradition entsprach. Kleopatra und ihr Bruder befanden sich nämlich in einem anhaltenden und zeitweise erbittert geführten Thronstreit, den Cäsar zur Stabilisierung der politischen Lage in dieser Region nun beenden wollte. Da ihr Bruder aber ein Treffen von Cäsar mit Kleopatra mit allen Mitteln zu verhindern versuchte, ließ sie sich in einem Ruderboot in die Nähe des Königspalastes von Alexandria bringen, in dem Cäsar logierte. In einem Bettsack versteckt, trug sie ein Vertrauter im Schutze der Dunkelheit in den Palast zu Cäsar, der von dieser Aktion und ihrem Mut schwer beeindruckt war. Der römische Dichter und Chronist Lucan berichtet, dass Kleopatra, in schönste Kleider gehüllt, wohlriechend und üppig geschminkt, Cäsar noch in derselben Nacht verführte.

Auch Marcus Antonius erlag sieben Jahre später Kleopatras Entschlossenheit und tatkräftiger Verführungskunst. Er bestellte Kleopatra nach Tarsos in Kleinasien, um sich über ihre nicht eindeutige Position im römischen Bürgerkrieg zu beklagen. Doch Kleopatra nutzte schon die Anreise in ihrer vergoldeten und mit purpurroten Segeln ausgestatteten Galeere für eine grandiose Selbstinszenierung. Mit auf dem Schiff waren einige der schönsten Frauen ihres Reiches. Und Kleopatra bat nach ihrer Ankunft – angeblich nur spärlich und zugleich aufreizend gekleidet – Antonius an Bord, wo eine unwiderstehlich erotische Atmosphäre geherrscht haben soll. Dass ihre Verführungskunst erneut wirkte, ist Teil der Geschichte. Antonius und Kleopatra wurden ein Liebespaar und hatten zusammen drei Kinder.

Aber nicht nur die ägyptische Königin ist ein gutes Vorbild für Selbstverwirklichung mit Ausrufezeichen. Weiteren vier Damen sei hier – über zwei Jahrtausende später – gedankt: Carrie, Samantha, Charlotte und Miranda, den Protagonistinnen der TV-Serie und des Kino-Hits *Sex and the City*. Sie haben Millionen Frauen in aller Welt dazu gebracht, mehr Eigeninitiative zu zeigen und allzu viele Fragezeichen aus ihrem Leben zu verbannen.

Fünfundfünfzig Prozent der weiblichen *Sex and the City*-Fans sagen von sich, dass sich durch die Serie sogar ihr Dating-Verhalten verändert habe. Ermutigt von den selbstbewussten New Yorkerinnen, gehen auch sie jetzt offensiver auf die Männer zu und zeigen Tatkraft.

Wenn Frauen wenig fragen oder infrage stellen, um dadurch nervige Diskussionen mit Männern zu vermeiden, ist das zudem ein wirksamer Selbstschutz. Denn sollte es doch einmal zum Streit kommen, sind Frauen von Natur aus in einer schlechteren Position. Der Grund: **Männer halten Disharmonien viel länger aus.** Es schreckt sie nicht, wenn es zum Showdown kommt. Im Gegenteil, sie lassen es sogar manchmal darauf ankommen.

Warum Männer ein dickeres Fell haben? Da sie sich nicht für die Feinheiten des Disputs interessieren, lassen sie Konflikte nicht so nah an sich heran. Verhaltensanalysen langweilen sie. Männer wollen nicht groß über ihre möglichen Fehler nachdenken, und deshalb leiden sie auch weniger.

Das allerdings gilt nicht für persönliche Kritik. Hier sind Männer extrem empfindlich und dünnhäutig. Ausrufezeichen hinter Sätzen, die ihren Heldenstatus infrage stellen, verunsichern und verärgern sie sehr. Sie sind hochwirksame Waffen. Behalten Sie diese wirksame Munition daher besser für den Ernstfall im Schrank. Und holen Sie diese Wortgeschosse nur hervor, wenn richtig scharf geschossen werden muss. »Man sieht dir an, dass du dich zu wenig bewegst! Du solltest wieder mal Sport treiben!« Diese Aussage einer Frau hat für einen Mann enorme Sprengkraft.

Dass Männer visuell verführbarer sind als verbal, können sich Frauen ebenfalls zunutze machen. Denn das bedeutet auch: Das geschriebene Wort hat für Männer mehr Gewicht als das gesprochene. Haben Sie sich also wirklich einmal einen schwerwiegenden Fehler zuschulden kommen lassen, wirkt ein kurzer Brief an den Mann wahre Wunder.

Doch auch im Alltag lässt sich der Hang der Männer zum Handfesten und Sichtbaren instrumentalisieren. So merken viele Frauen nach der rosaroten Vorglühphase einer Beziehung irgendwann, dass ganz allein sie dafür verantwortlich sind, dass Kühlschrank und Vorratsraum immer prall gefüllt sind. Männer kaufen vielleicht ab und zu einen Kasten ihres Lieblingsbiers oder eine Familienpackung der geliebten Chips. Das war's dann aber.

Wenn Sie also einen Mann im Supermarkt sehen, der Klopapier oder Milch kauft, können Sie zu 98 Prozent davon ausgehen, dass er Single und damit Selbstversorger ist – in Beziehungen überlassen Männer die Aufgabe, für Nachschub zu sorgen, ganz selbstlos der Frau.

Das wirksame Gegenmittel? Listen! Schreiben Sie auf, was im Haushalt fehlt, und drücken Sie dem Mann diese Auflistung bei der nächstbesten Gelegenheit in die Hand. Es wird ihm sogar Vergnügen bereiten und seinen Spieltrieb reizen, die Liste möglichst schnell und vollständig abzuarbeiten. **Männer brauchen Aufgaben!**

Zurück zur verbalen Kommunikation. Da gibt es ein hochaktuelles Forschungsergebnis französischer Wissenschaftler, das tief in die Männerseele blicken lässt und besonders Blondinen interessieren dürfte: ein von der *Sunday Times* »Bimbo Delusion« (»Tussi-Verwirrung«) genanntes Phänomen. Ihm zufolge machen Blondinen Männer dümmer. Denn zeigt man Männern Bilder von blonden Frauen und legt ihnen danach einen IQ-Test vor, schneiden sie deutlich und messbar schlechter ab als ohne vorherige Blondinen-Show. Der wissenschaftliche Erklärungsversuch: Männer glauben insgeheim immer noch an das Klischee der dummen Blondine und reduzieren ihre Gehirnleistung, um blondinenkompatibler zu sein. Bei Fotos von Frauen anderer Haarfarbe war entsprechend kein derartiger Effekt nachzuweisen.

Im Umkehrschluss bedeutet das: Blondinen müssen nicht einmal an ihr Limit gehen, um sich durchzusetzen und den Männern zu sagen, wo's langgeht. Denn die Männer stellen sich in ihrer Gegenwart dümmer, als sie sind. Rothaarige, brünette, schwarzhaarige und weißhaarige Frauen können aber entspannt bleiben. Denn auch Kleopatra war definitiv nicht blond, und dennoch lagen ihr zwei der größten Herrscher des Römischen Reiches zu Füßen.

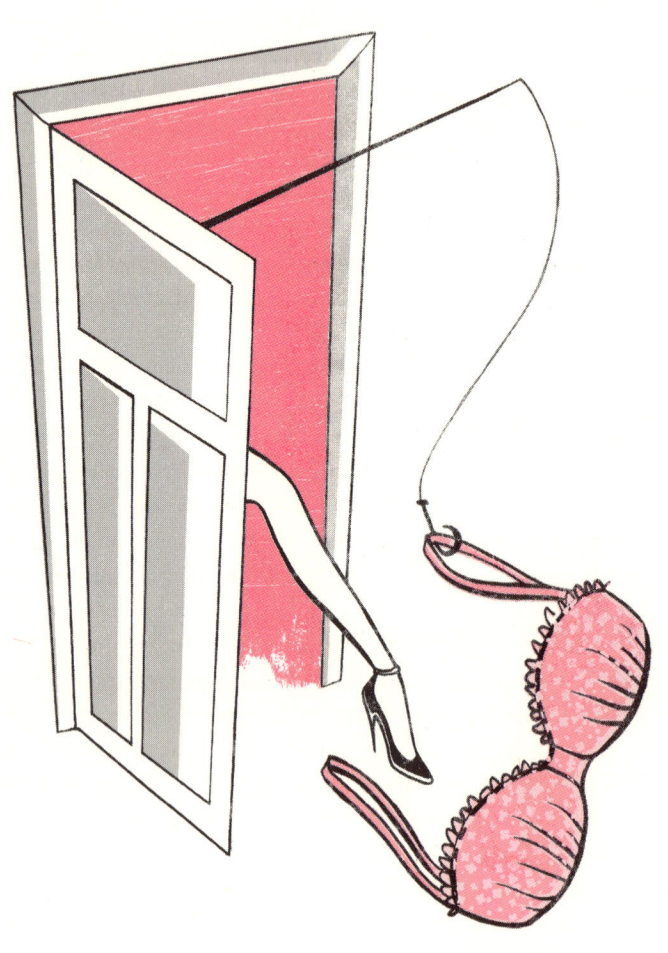

Aktuelle Forschungen belegen, dass ein hetero-
sexueller Mann im Schnitt alle 52 Sekunden an Sex denkt.
Am Tag summiert sich das auf 1662 Sexgedanken,
in einem Jahr auf über 606 000.

Es gibt bei Männern ein Interessensgebiet, das alle anderen zur Nebensache macht. Sogar Fußball. Der ist nur für 68 Prozent der deutschen Männer die wichtigste Sache. Konkurrenzlos oft drehen sich die männlichen Gedanken, Wünsche und Tagträume ganz klar um: Sex! Wenn Männer im Internet surfen, landen sie weit seltener beim FC Bayern oder bei Schalke 04 als auf Websites, die das Wort »Porno« enthalten.

Der unersättliche Appetit der Männer auf alles, was auch nur entfernt mit Sex zu tun hat, gehört zu den Klischees, die absolut stimmig sind – und sich jede Sekunde millionenfach und weltweit bestätigen. Die Aussicht auf Sex verwandelt Männer nicht selten zurück in Primaten.

Für Sex riskieren sie Freundschaften, Geld, ihre Ehre, die Karriere, Gesundheit und sogar das Leben. Noch zu Beginn des 20. Jahrhunderts war es beispielsweise in Adels- und Offizierskreisen an der Tagesordnung, einen Ehebrecher oder den Verführer der Verlobten zum Duell zu fordern.

Sex ist der Treibstoff der Männer. Eine aktuelle niederländische Studie zeigt, dass es genügt, einen Mann allein mit einer Frau in einem Raum zu lassen, um seinen Testosteronspiegel um fast acht Prozent in die Höhe zu treiben. Männer ändern im Beisein einer Frau auch sofort ihr Verhalten: Sie nehmen eine aufrechtere Haltung an, damit ihre Schultern breiter erscheinen. Sie gestikulieren stärker mit den Händen, und sie blähen häufiger ihre Nasenflügel, um männlicher zu wirken. Sie wollen kräftig Eindruck schinden.

Für Frauen bedeutet das: Es gibt immer noch kein wirksameres Lockmittel und keine verlässlichere Steuerungstechnik als das Spiel mit sexuellen Reizen. Die Statistiken sprechen für sich: **Jeder zweite Mann wünscht sich täglich Sex,** bei den Frauen ist diese Zahl um mehr als die Hälfte niedriger. 30 Prozent aller Männer wollen gerne mehr Sex, als sie im Moment haben, bei Frauen sind es nur 14 Prozent. Ein deutliches Ungleichgewicht, das die Männer umso begieriger macht. Und unzufrieden, wenn sie nicht bekommen, was sie wollen – für 76 Prozent aller Männer ist sexuelle Unzufriedenheit der Grund für einen Seitensprung.

Und gleich noch eine weitere aufschlussreiche Zahl: Wenn eine Partnerschaft scheitert, vermissen 91 Prozent der Männer den Sex, nur 80 Prozent aber den gemeinsam erlebten Alltag.

Viele sexhungrige Männer blicken daher wohl mit etwas Neid auf die Löwenmännchen. Denn während der Paarungszeit lockt die Löwin ihren Partner fast alle zwanzig Minuten zum Geschlechtsakt. Die Paarungszeit dauert sieben Tage, was – kurze Erholungspausen eingerechnet – rund vierhundert Vereinigungen garantiert.

Zu weltweiter Berühmtheit haben es daneben die mausartigen Pinselschwanzbeutler in Australien gebracht. In einer einzigen Nacht dürfen sie bis zu zehn verschiedene Weibchen begatten. Allerdings nur ein Mal in ihrem Leben – danach sterben sie meist an Entkräftung.

Zurück zu den Menschen: **Sex ist der Köder. Liebe ist der Widerhaken, um daraus eine dauerhafte Beziehung zu machen.** Doch das Schöne und Bequeme für Frauen an diesem Köder ist, dass sie ihn immer wieder mit Erfolg auswerfen können. Er ist unbegrenzt wiederverwertbar. Denn wie der dümmste Fisch, schnappt jeder Mann reflexartig nach ihm, selbst wenn er schlechte Erfahrungen mit den Folgen gemacht hat und schon öfter an der Leine zappelte. Egal. Es gelingt nur sehr wenigen Männern, dauerhaft gegen diesen – evolutionsbiologisch durchaus sinnvollen – Urtrieb anzukämpfen, der ja durchaus Sinn macht.

Sex lockt. Sex sells. Sex macht alles möglich. Und Männer wollen einander ständig übertrumpfen. Auch beim Sex. Sie wollen Mister Superlover sein. Der beste, den die Frau je hatte. Auch wenn Männer die klassische Frage »War ich gut?« nach dem Sex nicht aussprechen: Sie wollen doch gelobt werden! Der Orgasmus oder besser noch die Orgasmen, zu denen sie der Frau verhelfen, sind der beste Dünger für das männliche Ego. Eine besondere Chance übrigens für Frauen im Alter zwischen 35 und 44. Denn in diesem Zeitraum erleben 76 Prozent aller Frauen die intensivsten Orgasmen.

Ihre erotischen Reize spielen Frauen schon seit Urzeiten mitunter sehr wirksam aus. Und locken damit Männer ins Paradies, in die Ehe, in den Ruin, in den Wahnsinn oder sonst wohin. Unzählige Theaterstücke, Opern, Gedichte, Romane und Filme zeugen davon.

Doch welche Zusammenhänge und Mechanismen sollten Frauen von heute kennen, um den erhöhten Testosteronspiegel eines Mannes für die eigenen Interessen zu nutzen?

Erst einmal müssen sie wissen, dass die Männer des dritten Jahrtausends nicht mehr auf der Suche nach dem sexy Naivchen sind. Sie bevorzugen erfahrene Frauen. Drei von vier Männern träumen von einer Partnerin, die im Bett oder an sonstigen Liebesspielorten keine Anfängerin ist. Aus männlicher Sicht hatte die Traumfrau im Idealfall zuvor fünf Bettgenossen.

Sollen Frauen aber auch, wie Männer das so gerne tun, von ihren Sexabenteuern und Liebeskünsten offen sprechen, mit ihnen prahlen? Auf keinen Fall! Nennen Sie auf die Frage eines

Mannes, wie viele Liebhaber sie hatten, nienienie eine Zahl! Denn jede konkrete Angabe kann früher oder später gegen Sie verwendet werden. Eine hohe Zahl wird irgendwann – zum Beispiel während eines Streits – als »nahezu nymphomanisch!« interpretiert. Eine niedrige kann dazu verleiten, Sie als wenig begehrt und prüde erscheinen zu lassen. Auf die entsprechende Frage eines Mannes empfiehlt es sich also, vielsagend zu lächeln und zu schweigen. Dieses Geheimnis dezent zu wahren macht die Frau aus Männerperspektive nur noch interessanter. Alternativ können Sie sich der eleganten Antwort der Ingenieure von Rolls-Royce anschließen, die auf die Frage nach der konkreten PS-Zahl neuer Modelle traditionell zu sagen pflegen: »Ausreichend«.

Allerdings: Damit Männer diese und andere Fragen überhaupt stellen können, müssen Frauen zuerst einmal mit ihnen in Kontakt treten. Oder sie mit ihnen. Sie müssen in die Pole Position gelangen, ihre Aufmerksamkeit erregen.

Wie das gelingt? Auf welche Reize Männer besonders reagieren? Es mag etwas beschämend für die moderne, auf politische Korrektheit bedachte Männerwelt sein – aber auch bei der Wahrnehmung von Frauen sind wir Männer noch immer Strafgefangene unserer biologischen Programmierung. **Lediglich zwischen einer Sechstel Sekunde und dreißig Sekunden dauert der allererste Rundumcheck, der über Anziehungskraft und Sympathie entscheidet.** Etwa hundert Milliarden Nervenzellen sind dabei in Hochbetrieb. Und Chef dieser Aktion ist unser Unterbewusstsein.

Um die Attraktivität einer Frau blitzschnell zu bewerten, dient uns Männern das verinnerlichte Ideal der weiblichen Körperform, das sich im Laufe der Zeit immer wieder verändert hat. Das Verhältnis von Schulterbreite zu Hüfte und Taille sowie die Gesamtgröße sind entscheidend. Prägend sind zudem die sekundären Geschlechtsmerkmale und die Körperfettverteilung. Mit anderen Worten: Auch im Zeitalter beängstigend dünner Size-Zero-Stars wie Toni Garrn und Agyness Deyn bevorzugt die Mehrzahl der Männer tendenziell immer noch ausgeprägte Körperformen – die legendären Kurven. Lange Zeit galt entsprechend die Formel 90-60-90 (Brust-, Taillen-, Hüftumfang) als weibliches Körperideal, und das bei einer Größe zwischen 1,68 und 1,80 Meter. Inzwischen hat sich die ideale Zahlenkombination mit Ausnahme der Körpergröße noch etwas verkleinert. So setzte das aus Tschechien stammende Model Karolina Kurkova mit 84-58,5-87,5 neue Traumfrau-Maßstäbe.

Wie wenig belastbar solche Zahlenspielereien zugegebenermaßen sind, zeigt sich zum Beispiel an der Karriere von Kate Moss, die mit 84-58-89 und einer Größe von 1,70 Meter zum Supermodel, Idol und zur Traumfrau von Millionen Männern wurde.

Extrem viele Infos entnehmen Männer beim Erstkontakt aber dem Gesicht der Frau. Und ein besonders wichtiges Attraktivitätsmerkmal sind die Haare, denen Frauenzeitschriften und Industrie nicht umsonst so große Aufmerksamkeit widmen. Dominante Signale können alle anderen bei der Bildung eines ersten Eindrucks überstrahlen.

In der Praxis heißt das: Wir Männer haben einen Masterplan einer »Mrs. Big« auf unserer Festplatte gespeichert, der individuell gar nicht so vom Durchschnitt abweicht. Aber um das Interesse zu wecken und zu beflügeln, genügen auch auffällige Einzelkomponenten.

Eine Frau wirkt also besonders sexy auf Männer, wenn sie ihre Körperformen und ihre Reize und Stärken betont. Das allerdings setzt eine Kombination aus Mut und Selbstwertgefühl voraus – wofür die Französinnen, insbesondere die Pariserinnen, ein ideales Vorbild sind. Sie gehören zu den selbstbewusstesten Frauen der Welt, haben sich aber nie von ihrer extrem femininen Optik und Ausstrahlung verabschiedet.

Eine Freundin, die in der Werbung arbeitet und vor vier Jahren von Hamburg nach Paris zog, erlebte das hautnah. Benita war in den ersten Monaten verzweifelt. Obwohl sie wirklich auffällig norddeutsch attraktiv und Single ist, zeigten sich die Männer in Paris merkwürdig zurückhaltend. Von den angeblich kühlen Hamburgern war sie da ganz anderes gewohnt. Benita glaubte schon, es mangle den Männern in Paris einfach an Mut, mit ihr zu flirten. Vielleicht war sie den meisten Franzosen mit ihren 1,79 Meter zu groß. Doch dann nahm eine französische Arbeitskollegin sie zur Seite und sagte Benita im Vertrauen, dass ihr Look viel zu männlich wirke. Bequeme Pullis, Jeans, Military-Jacke, Sneakers – in Hamburg war das angesagt. In Paris jedoch gilt solche Kleidung einfach nicht als reizvoll und weiblich. Hier tragen auch Frauen, die nicht über eine Idealfigur verfügen, figurbetonte und raffiniert geschnittene Kleider, Kostüme und Mäntel. Ihr Motto: Besser ein bisschen zu sexy aussehen als zu unförmig und langweilig.

Die Pariserinnen, aber ebenso viele Italienerinnen und Spanierinnen, beweisen zudem: Man kann in High Heels oder hohen Stiefeln auch sexy wirken, wenn die Beine deutlich kürzer als 1,15 Meter sind. Wichtiger ist das selbstbewusste Signal: »Sieh mich an! Ich bin eine Frau, die zu sich steht.«

Schließlich sehen Frauen uns Männer ja auch gerne in figurbetonten T-Shirts, Hemden und körpernahen Anzügen. Und sie erfreuen sich an einem Knackpo, der in einer eng sitzenden Jeans steckt. Also: Gleiches Recht für alle!

Die Absatzhöhe der Schuhe, mit der sich eine Frau ins männliche Bewusstsein brennt, ist ebenfalls ein aussagekräftiges Signal. Mit High Heels bewaffnete Frauenbeine sehen wir als Ausdruck dafür, dass eine Frau als selbstbewusst und unabhängig wahrgenommen werden möchte. Sie macht sich nicht klein, sondern größer! Dieses Wissen nutzend und den Effekt umkehrend stieg Carla Bruni an der Seite ihres Staatspräsidenten-Gatten Nicolas Sarkozy auf tiefer gelegte Schuhmodelle um. Damit wollte sie auch äußerlich darauf hinweisen, dass sie ihre Unabhängigkeit zurückstellt, dass sie ihren mächtigen Mann – buchstäblich – nicht überragen möchte.

Doch es wäre einseitig, die Möglichkeiten der sexuellen Verlockung auf Äußerlichkeiten zu beschränken. Zur Ehrenrettung der Männerwelt: Für 43 Prozent der Männer ist bei Frauen gutes Aussehen am wichtigsten, für 49 Prozent aber Intelligenz. Selbst wenn man die umfragetypische Schummelei berücksichtigt und entsprechend fünf Prozentpunkte abzieht, ist das Ergebnis eindeutig: Männern sind gutes Aussehen und Cleverness der Frauen ungefähr gleich wichtig.

Sexappeal und Intelligenz bilden zusammen also eine unschlagbare Allianz. Und eine clevere Frau entdeckt bald, mit welchen Qualitäten sie sich in die erotische Festplatte eines Mannes brennt. Das kann zum Beispiel durch überraschende Direktheit geschehen. So werde ich nie den lässigen Spruch einer Arbeitskollegin vergessen. Nach einem stundenlangen, anstrengenden Meeting – wir waren sieben Männer, sie die einzige Frau – sagte sie statt des üblichen Smalltalks nach einer Konferenz ganz cool und für alle hörbar: »Jetzt brauche ich zur Entspannung guten Sex.«

Sie hätte unter uns Männern freie Auswahl für ihre Entspannungsübung gehabt, so erregend war dieses überraschende und eigentlich völlig deplatzierte Statement. Es war unwiderstehlich sexy!

Generell sollte auch die Verführungskraft der Stimme nicht unterschätzt werden. Das Timbre der Stimme ist ein wichtiges

Instrument im Orchester der Erotik. Möglichst tief sollte die Stimme sein! Da sich bei Angst die Stimme um eine ganze Oktave hebt, nehmen wir tiefe und sonore Stimmen als angenehm, sympathisch und souverän wahr. Das gilt auch für weibliche Stimmen.

Die erstaunliche Folge: In leitender Position passen viele Frauen ihre Stimmlage den Männerstimmen an. Das lässt sie kompetenter und willensstärker wirken. Ein Trick, den Frauen auch beim Flirten wirksam einsetzen können: **Bleiben Sie im unteren Bereich Ihres Frequenzspektrums!** Wer jemals die tiefe, verruchte Stimme (und das raue, sexy Lachen) von Julia Roberts im Original gehört hat, weiß, wovon die Rede ist.

Es kann aber auch eine einzige Geste sein, die Männer süchtig nach einer Frau macht. So verliebte sich ein Freund von mir unsterblich in eine Frau, weil die sich alle zwei Minuten auf unnachahmlich süße Weise eine Haarsträhne aus dem Gesicht strich, die Sekunden später wieder in die Ausgangsposition zurückfiel.

Haben Sie schon einmal eine auffällige Geste an sich beobachtet? Oder hat Sie eine Freundin darauf hingewiesen? Sicher doch. Dann unterdrücken Sie diese Geste nicht. Im Gegenteil: Pflegen Sie diese Eigenart, und machen Sie sich damit einzigartig. Denken Sie immer daran: **Wenn Sie einem Mann etwas mitteilen wollen, funktioniert das zu 55 Prozent über Gestik und Mimik.** Auf direktem Wege kommt der Inhalt einer Botschaft bei einem Mann nur in mageren sieben Prozent an.

Erotische Signale müssen aber nicht etwa umgehend eingelöst werden. **Haben Sie keine Scheu davor, Männer knallhart erst mal auf die Warteliste zu setzen!** Denn Männer tolerieren und genießen es (auf mehr oder weniger masochistische Weise), wenn sie einige Zeit im Vorraum des Paradieses schmoren müssen oder dürfen.

Eine Fotografin in Hamburg erbrachte den Beweis dafür: Weil ihre neue Eroberung es nicht abwarten konnte, sie endlich unverhüllt zu sehen, vertröstete sie ihn vorerst mit einem Aktfoto von sich. In Lebensgröße. Allerdings bekam der ungeduldige Kandidat das Foto nicht komplett und auf einmal, sondern in einundzwanzig Puzzleteilen. Jeden Tag schickte sie ihm einen Fotoausschnitt, drei Wochen lang. Die wesentlichen natürlich zuletzt. Der Mann wurde nicht etwa ungeduldig oder verlor das Interesse. Nein, seine Lust und Vorfreude wurden bis zum Anschlag gereizt – und die Vollendung des Puzzles dann entsprechend gefeiert ...

In bereits länger währenden Beziehungen bedarf es allerdings manchmal etwas Nachhilfe für die Männer, damit diese die Reize der Partnerin wieder wahrnehmen und schätzen. Sie brauchen regelmäßig einen kleinen, aber deutlichen Kick. Ein schönes Beispiel dafür bietet die italienische Filmkomödie *Einsame Herzen* mit Senta Berger und Ugo Tognazzi.

Die beiden spielen Giovanna und Stefano, ein wohlhabendes Paar, das sich nicht viel zu sagen und kaum noch Sex hat. Als eines Tages ein junges Paar unerlaubt am Privatstrand ihres luxuriösen Ferienhauses am Comer See zeltet, will der wütende Stefano die beiden sofort wieder vertreiben. Das Paar erweist sich aber als äußerst attraktiv, was Stefano milder stimmt. Er freundet sich mit den beiden an und verliebt sich in das junge Mädchen, das öfter mal vor seinen Augen nackt schwimmen geht. Dessen Freund wiederum findet Giovanna sichtlich anziehend. Das bringt Stefano auf die fixe Idee eines vorübergehenden Partnertausches, den die Strandgäste aber empört ablehnen.

Stefano steigert sich jedoch auch nach der Abreise des jungen Paares weiter in seinen Wunsch hinein, während Giovanna sich dagegen sträubt. Schließlich schaltet Stefano ohne ihr Wissen eine Annonce in der Tageszeitung und überredet Giovanna, zumindest einmal ein Paar unverbindlich zu treffen, das zum Partnertausch bereit ist. Aber der erste Versuch verläuft desaströs. Ebenso die weiteren. Stefano ist kurz davor, den Versuch enttäuscht abzubrechen, als sie auf ein hochkultiviertes und reiches Aristokratenpaar treffen. Die Konstellation scheint diesmal ideal, und bald kommt es zum entscheidenden Moment: Giovanna und Stefano werden ins feudale Schloss des Paares eingeladen. Die Hausherrin verschwindet mit Stefano bald in ihrem Schlafzimmer, während die immer noch zögerliche Giovanna mit dem attraktiven Hausherrn zurückbleibt. Doch der Gedanke, dass seine Frau ihm gerade untreu wird, killt Stefanos Lust. Er versagt kläglich, es kommt nicht zum Sex mit der Hausherrin. Stattdessen streift Stefano durch das weiträumige Schloss, um seine Frau zu suchen und vielleicht noch rechtzeitig einschreiten zu können. Doch erst nach Stunden spürt er sie schließlich auf, allein.

Ob sie Sex gehabt habe, möchte Stefano natürlich sofort wissen. Giovanna bejaht das, was Stefano völlig aus dem Gleichgewicht bringt. Die beiden fahren nach Hause, wo Giovanna schließlich so viel Mitleid mit dem rasend eifersüchtigen und sichtlich gebrochenen Stefano hat, dass sie vorgibt, sie habe gelogen.

Es wird klar: Ab diesem Zeitpunkt wird Stefano die Qualitäten seiner Frau wieder schätzen.

Natürlich ist dies ein Extrembeispiel, doch auch weniger drastische Mittel als ein Seitensprung können versandete Gefühlskanäle rasch wieder freispülen. Es muss ja nicht der – inzwischen deutlich überstrapazierte – Trick sein, dass die Frau einen gigantischen Rosenstrauß an sich selbst schicken lässt, der angeblich von einem anonymen Verehrer stammt. Das ist dann doch eine etwas zu direkte und zu leicht durchschaubare Aktion, die für reichlich Ärger sorgen und damit alles andere als produktiv sein kann.

Weit wirksamer sind sublime Hinweise der Frau darauf, dass sie noch schwer begehrt ist. Ihre Erzählung zum Beispiel, dass ihr im Supermarkt ein attraktiver und jüngerer Mann seine Hilfe angeboten und unbedingt die schweren Einkaufstüten bis zu ihrem Wagen habe tragen wollen, wirkt auf seine Eifersucht wie ein Aufguss in der Sauna. Er kann jedoch nicht wirklich sauer sein – was können Sie denn dafür, wenn er Sie alleine schuften lässt und ein Verehrer so zutraulich wird?

Etwas Eifersucht kann eine Beziehung durchaus beleben. Und gelegentliche Hinweise darauf, dass Sie auch von anderen Männern wahrgenommen werden, schaden nicht.

Halten Sie sich vor Augen: **Männer lieben ökonomisches Handeln.** Sie können also jedes männliche Wesen mit einer marktwirtschaftlich orientierten Strategie knacken: Wenn die Nachfrage nach Ihnen durch mehr als einen Mann (nämlich Ihren Partner) gewährleistet ist, fördert das Ihren Marktwert!

Doch das sind letztlich fein zu dosierende Mittel, um die Glut der Leidenschaft noch mit zusätzlichem Brennstoff zu versorgen. Wenn der Mann die Frau nicht begehrt, sind jede erotische Akrobatik und alle Bemühungen sinnlos. Was umgekehrt bedeutet: Ist der Mann nicht wirklich von Anfang an heiß auf Sie, schießen Sie ihn besser sofort ab. Erfahrungsgemäß nimmt die Hitze in Beziehungen im Laufe der Zeit schließlich eher ab als zu. Womit wir wieder bei Kapitel 3 sind: *Konsequenz von Anfang an!*

Wie wichtig die sexuelle Anziehungskraft dafür ist, dass es überhaupt zu einer ersten Annäherung zwischen Mann und Frau kommt, beweisen wieder Zahlen und Fakten: **Fast zwei Drittel der Männer gehen erst auf eine ihnen unbekannte Frau zu, wenn diese ihr Interesse deutlich signalisiert hat.**

Ihre Signale dürfen und müssen also sehr deutlich sein. Denken Sie daran, wenn Sie das nächste Mal vor einer Party zweifelnd vor dem Spiegel stehen und sich fragen, ob das favorisierte Outfit vielleicht doch zu sexy ist. Nein, ist es nicht. Garantiert nicht! Kann es gar nicht sein, damit die Männer Sie wahrnehmen und Sie bei ihnen einen bleibenden Eindruck hinterlassen.

8. EROBERN SIE DIE GUNST SEINER FREUNDE UND FAMILIE

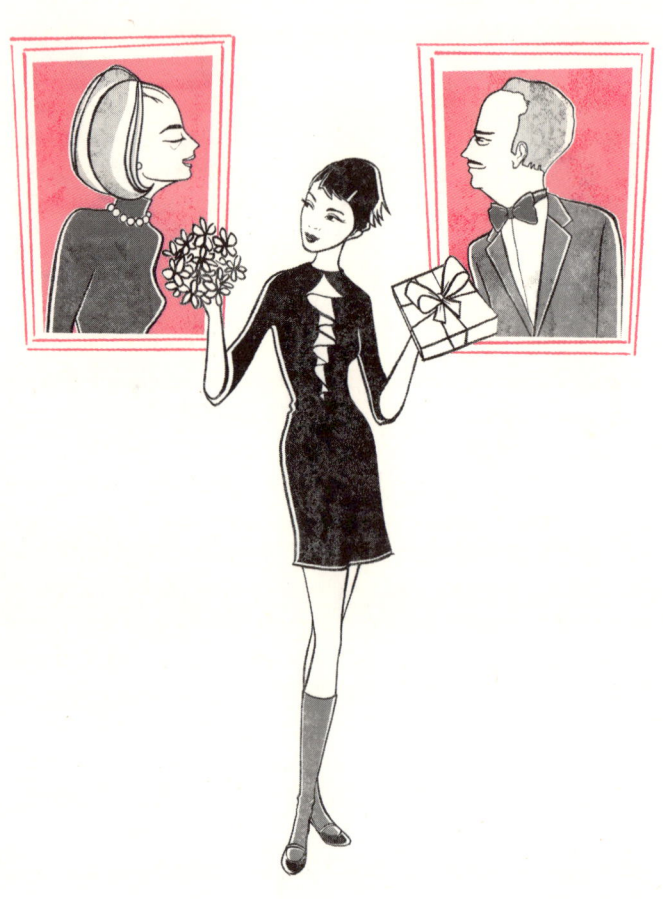

Ohne Besatzung ist weder der Turm noch das Schiff etwas wert.
SOPHOKLES, GRIECHISCHER DICHTER
(496 BIS 406 V. CHR.)

Eine Hochzeitsrücktrittskosten-Versicherung? Gibt es heute wirklich für ehewillige Paare. Und auch eine Eheversicherung wird bereits angeboten: Im Fall einer Trennung wird ein Teil der Scheidungskosten übernommen.

Es gibt aber auch eine kostenlose und wirksame Versicherung, um Männer fest an sich zu binden: Gewinnen Sie die Bewunderung und Sympathie seiner besten Freunde! Und bringen Sie gegebenenfalls auch seine Eltern auf Ihre Seite! Nehmen Sie aus dem Umfeld des potenziellen Partners zur Unterstützung so viele Sympathisanten wie möglich mit ins Boot. Natürlich soll der Mann SIE lieben und bedingungslos zu Ihnen stehen. Aber ein treuer Fanclub wirkt im Notfall wie ein Airbag, mit dem man kleine Crashs besser und unbeschadet übersteht.

Tatsache ist: Auch wir Männer sind extrem abhängig vom Urteil unserer Freunde. Allerdings versuchen wir im Gegensatz zu den Frauen, das nach Möglichkeit zu verbergen. Vordergründig haben zwar auch wir Übung darin, uns entschlossen und unabhängig zu zeigen. Ein Mann, ein Wort. Besonders im Job sind Entscheidungsstärke und mangelnde Selbstzweifel wichtige Attribute für die rasche Fahrt nach oben im Karrierefahrstuhl. Hinter unserer Maske der Entschlossenheit verbergen sich aber viele Unsicherheiten.

In Wahrheit sind wir Männer erstaunlich leicht von Menschen zu beeinflussen, die wir schätzen und deren Urteil wir vertrauen – positiv ebenso wie negativ. Zu diesen einflussreichen Menschen gehören an erster Stelle unsere engsten Freunde und für viele Männer nach wie vor auch Familienmitglieder.

Nicht nur in Italien geht ohne den Segen der »Mamma« gar nichts. Auch deutsche Männer sind nicht so cool und so weit entfernt vom ewigen Muttersöhnchen, wie sie das gerne demonstrieren. Sie mögen über die Ratschläge ihrer Mutter schmunzeln, sich lustig machen und deren Tipps scheinbar ignorieren. Und dennoch: **Mütter haben in der Kunst der Manipulation ihres Sohnes einen Vorsprung, den die Partnerin nie mehr einholen wird!**

Mütter haben ihren Söhnen schon im Alter von sechs Jahren erfolgreich ausgeredet, dass sie unbedingt den Schokoriegel brauchen, der so verführerisch im Regal an der Supermarktkasse lockt. Sie haben später mit diplomatischem Geschick Freunde aus dem Umfeld des Sohnes verbannt, von denen sie einen schlechten Einfluss befürchteten. Und sie wissen, wo genau die Stärken und Schwächen ihres Söhnchens liegen.

Mütter können das keimende Pflänzchen einer neuen Liebe mit einem Satz zum Blühen bringen. Oder auch vergiften. Die Väter? Sie sind meist zurückhaltender. Aber auch sie können letztlich die Entscheidung ihres Sohnes beeinflussen.

Ein Beispiel: Einer meiner Freunde aus einer sehr wohlhabenden Familie verliebte sich in eine fünf Jahre ältere Frau. Die beiden waren sofort unzertrennlich. Ein Beziehungsstart, so romantisch wie im Rosamunde-Pilcher-Film. Doch irgendwann kommt unweigerlich der Moment der Wahrheit: die Einladung zum sonntäglichen Lunch mit seinen Eltern auf deren Landgut in Schleswig-Holstein. Ein Pflichttermin, unvermeidlich. Denn auch mit zweiunddreißig Jahren wird mein Freund immer noch von seinen Eltern mitfinanziert, ist also auf gewisse Weise von ihnen abhängig.

Natürlich wartete er nach dem Besuch gespannt auf das Urteil seiner Eltern. Er wollte die Bestätigung, wie toll seine neue Freundin bei ihnen angekommen war, denn das Treffen verlief eigentlich sehr gelungen und harmonisch.

Sein Vater war in der Beurteilung gnädig und brummte: »Ganz nettes Mädchen.«

Der Kommentar der Mutter dagegen: »Findest du nicht, dass sie neben dir etwas alt aussieht?«

Natürlich bestritt mein Freund das energisch und verteidigte seine Freundin. Aber seine Mutter hatte mit ihrer Bemerkung auf äußerst wirksame Weise Bitterstoff in seinen Glücks-Cocktail geträufelt. Ob er wollte oder nicht: Von da an sah mein Freund seine Partnerin mit kritischerem Blick. Die Lachfältchen um die Augen, die er anfangs so süß fand, erschienen ihm nun als deutliche Vorboten des Alters. Und nicht nur äußerlich wirkte sie plötzlich um Jahre gealtert. Auch an ihrem Verhalten und ihrer Meinung glaubte er erste Anzeichen von altersbedingter Unbeweglichkeit und Schrulligkeiten zu erkennen, die sicher noch extremer würden.

Die Folge: Knapp vier Monate nach dem denkwürdigen Mittagessen bei seinen Eltern trennte er sich von seiner Freundin.

Sein Vater meinte dazu vieldeutig: »Schade. Bis die Richtige kommt, kann man eine wunderbare Zeit mit der Falschen haben.«

Der Kommentar seiner Mutter: »Sei nicht traurig. Du findest sicher bald ein niveauvolles Mädchen in deinem Alter.«

Er wusste, dass seine Mutter innerlich triumphierte, sie hatte ihn erfolgreich manipuliert.

Noch mehr Macht über uns hat das Urteil der engsten Freunde. Bei ihnen holt sich mehr als ein Drittel aller Männer Rat, wenn sie das Verhalten einer Frau nicht richtig einschätzen können. Und von ihrer Zustimmung machen sie es generell abhängig, ob sie sich ernsthaft bemühen, aus einem Flirt oder einer Affäre eine Beziehung zu schmieden. Was das TÜV-Siegel für das Auto ist, ist ein lobendes Wort unserer Freunde zur neuen Eroberung.

Das Urteil der Freunde kann ein sinnvoller Kontrollmechanismus sein. Denn ein Blick ohne rosarote Brille ist viel klarer. Schätzen unsere Freunde die Frau positiv ein, ist das eine willkommene und solidarische Bestärkung für uns, die uns auch über Anlaufschwierigkeiten mit der neuen Liebe hinweghilft. Eine ablehnende Haltung unserer Freunde hat dagegen das Zerstörungspotenzial eines Torpedos. Der Satz: »Die ist sicher ganz gut für eine Affäre«, kann unsere ernsthaften Absichten sofort zunichtemachen. Vielleicht bleiben uns dadurch einige Frustrationen erspart. Aber in manchen Fällen missbrauchen Freunde auch ihre Macht, tun den Frauen mit ihrer Einschätzung unrecht.

Ein Beispiel, das mir ein mittlerweile renommierter Schauspieler am Rande eines Interviews erzählte: B., wie ich ihn hier nennen möchte, verliebte sich während seiner Ausbildung an der Schauspielschule in eine Kollegin, die damals schon bekannt war. Er war mächtig stolz auf seine Eroberung und präsentierte sich mit der schönen und begehrten Sophie auf Partys und Roten Teppichen. Allerdings spürte B., dass sein bester Freund Kai im Beisein von Sophie merkwürdig zurückhaltend war. Obwohl Kai es nicht offen ansprach, schien er von Sophie nicht besonders angetan zu sein. Doch Männer legen großen Wert darauf, dass gerade ihr bester Kumpel die eigene Freundin toll findet und im Idealfall einen gesunden, freundschaftlichen Neid empfindet. Das brauchen wir Männer einfach!

Also sprach B. seinen Freund Kai irgendwann auf sein Verhalten an und wollte wissen, ob er etwas gegen Sophie habe. Kai stritt das zunächst ab. Irgendwann rückte er aber doch mit der Wahrheit raus: »Um ganz ehrlich zu sein, Sophie hat keinen guten Ruf. Sie gilt als etwas – wie soll ich sagen? – *sprunghaft*.«

»Sprunghaft? Was genau meinst du damit?«, wollte B. wissen.

»Ich glaube, sie hat einen ziemlichen Männerverschleiß«, sagte Kai.

»Mit anderen Worten: Du denkst, sie wird auch mich bald wieder entsorgen«, sagte B.

»Vielleicht hast du ja Glück, und sie hat sich geändert«, meinte Kai.

Sehr beruhigend klang das für B. nicht. Hatte Sophie wirklich einen so schlechten Ruf? Das war ihm neu. Wusste Kai vielleicht etwas, das ihm selbst bisher verborgen geblieben war?

B. beobachtete Sophie in den nächsten Wochen umso intensiver. Sah sie die Beziehung nur als unterhaltsame Affäre? Hatte sie vielleicht sogar nebenbei noch etwas laufen? Er konnte aber keine Anzeichen dafür finden. Sophie wirkte verliebt wie am ersten Tag und schmiedete fleißig Zukunftspläne.

Einige Wochen später zeigte ihm Sophie einige Fotos von sich aus den letzten Jahren. Was für eine Überraschung: Auf einem der Fotos erkannte B. seinen Freund Kai.

»Du kennst Kai schon länger«, sagte B. etwas verwundert und misstrauisch. »Wieso hast du mir das nicht erzählt?«

»Sagen wir mal so: Ich wollte Kai nicht bloßstellen«, erklärte Sophie.

»Wieso bloßstellen?«, wollte B. wissen.

»Okay, es bleibt aber bitte wirklich unter uns«, sagte Sophie. »Kai hat mich vor ungefähr drei Jahren massiv angegraben und sich auch nicht davon abhalten lassen, dass seine Gefühle völlig einseitig waren. Er war schon fast wie ein Stalker hinter mir her, damals. Ich habe deshalb den Kontakt zu ihm radikal abgebrochen. Und es war ein kleiner Schock für mich, als ich jetzt gemerkt habe, dass du ausgerechnet mit ihm ganz eng befreundet bist.«

Schlagartig wurde B. klar, was Kais Gerede über Sophies angebliche Sprunghaftigkeit sollte: Kai wollte aus Eifersucht die Beziehung von Sophie und ihm destabilisieren. Was ihm zum Glück aber nicht gelungen war. Kai schoss sich natürlich mit dieser Aktion für alle Zeiten bei B. ins Aus, ihre Freundschaft zerbrach.

Männerfreundschaften sind ein Thema für sich. Selten sind sie völlig frei von Konkurrenz. Und oft herrschen unter befreundeten Männern merkwürdige Rituale und Umgangsformen. Eine Frau, die sich an irgendeiner Seite an dieses Bündnis andockt, weil sie einen der Männer kennenlernt, ist da erst einmal ein Störfaktor.

Das Verhältnis eines Mannes zu seinen Freunden zu durchschauen ist für Frauen oft schwieriger als das kniffligste Sudoku. Die Zuneigung seiner besten Freunde zu gewinnen ist deshalb ein schwieriger Balanceakt. Männer brauchen zwar die Bestätigung, dass sie ein guter Typ sind, und erwarten diese auch von der Partnerin des besten Freundes. Andererseits darf die weibliche Annäherung an die Freunde des Partners nicht zur Folge haben, dass der eigene Freund eifersüchtig wird. Die Freunde des Partners wollen sich zwar von der Frau geschmeichelt und ernst genommen fühlen. Sie dürfen aber nicht im Ansatz auf die Idee kommen, dass die Frau Flirtsignale in ihre Richtung aussendet. Denn das wäre für alle Seiten verheerend.

Bei einem solch schwierigen Seiltanz zwischen dem Partner und seinen Freunden ist eine zuverlässige Balancierstange unverzichtbar. Wenig ist für eine Frau hierzu geeigneter als Humor. Er lässt sie lässig wirken. Und hilft der Frau, angespannte Situationen zu entspannen. Schauen Sie einmal bei einer Talkshow ganz genau hin: Den größten Applaus erntet nicht die Person mit den kompetentesten Beiträgen und Argumenten, sondern der Diskussionsteilnehmer, der seine Meinung witzig präsentiert. Humor macht sympathisch. Und er darf gerne auch eine Prise Selbstironie enthalten.

Das bedeutet natürlich nicht, dass Sie den besten Freunden Ihres Partners pausenlos Witze erzählen und die Comedy-Queen spielen sollten. Doch mit lustiger Lockerheit können Sie bei seinen Freunden am meisten punkten und sich von ihnen ins Herz schließen lassen. Denn **42 Prozent der Männer schätzen an Frauen Humor ganz besonders.**

Humor ist aber auch das beste Mittel, um die Freunde des Partners trotz des erwünschten guten Kontakts gleichzeitig auf nötiger Distanz zu halten. Eines muss klar sein: Es sind *seine* Kumpel, nicht Ihre! Sie sollten also nicht zu weit auf dieses Territorium vordringen, sonst fühlt sich Ihr Partner unter Umständen in die Enge getrieben. **Seine Freunde sind für ihn eine wichtige Parallelwelt, ein Katalysator.**

Außerdem wichtig: Seine Kumpel dürfen auf keinen Fall das Gefühl haben, dass es Ihre Schuld ist, wenn er sich in die Zweisamkeit zurückzieht und deshalb weniger häufig mit den Freunden unterwegs ist. Wir Männer neigen nämlich besonders in der Phase der ersten Verliebtheit dazu, unsere Freunde völlig zu vernachlässigen. Wenn Sie das erfolgreich verhindern und Ihren Freund gelegentlich sogar auffordern, auch einmal wieder mit seinen Kumpeln loszuziehen, haben Sie bald einen treuen Fanclub.

Um sich im sozialen Umfeld des Partners Bekanntheit und Beliebtheit zu verschaffen, ist insbesondere für Partys sowie gemeinsame Auftritte dringend zu empfehlen: **Eignen Sie sich die Kunst des Smalltalks an!**

Der Smalltalk hat gegenwärtig keinen guten Ruf und wird daher schwer vernachlässigt. Seine Pflege bleibt Friseuren, älteren Damen und Diplomaten überlassen. Was extrem schade ist. Denn der geschmeidige Smalltalk ist für viele Events mindestens ebenso wichtig wie die passende Kleidung. Er ist das rhetorische Outfit. Jemand, der einen eleganten Smalltalk führen kann, erweist sich als kultiviert und souverän. Und das macht ihn sympathisch.

Die wichtigsten Regeln für gelungenen Smalltalk:

☆ Stellen Sie Fragen, und zeigen Sie Interesse für den oder die Gesprächspartner.

☆ Sprechen Sie nicht zu viel über sich selbst, hören Sie auch zu.

☆ Fixieren Sie mit den Augen Ihr Gegenüber. Nichts ist ärgerlicher als ein Gespräch mit jemandem, der ständig nach einem anderen, vielleicht interessanteren Gesprächspartner schielt.

☆ Sprechen Sie verständlich, aber auf keinen Fall zu laut.

☆ Suchen Sie nach Gemeinsamkeiten, zum Beispiel bei Hobbys, Sport, bevorzugten Urlaubszielen, Lieblingsrestaurants, Weinvorlieben etc.

☆ Verzichten Sie auf Problemgespräche: Krankheiten sind tabu.

☆ Bringen Sie Ihre Meinung charmant, aber auch entschieden zum Ausdruck.

☆ Meiden Sie übertriebenes und aufgesetztes Lachen.

☆ Sprechen Sie weder über anwesende noch über abwesende Personen schlecht.

☆ Früher galt Politik als verboten. Doch durch den fließenden Übergang von Politik zu Entertainment sind inzwischen auch politische Gesprächsinhalte meist in Ordnung.

☆ Reden Sie zu Beginn des Events nicht zu lange mit nur einem Menschen oder einer Gruppe. Als Maximum gelten bei normalen Anlässen fünf Minuten.

☆ Steigen Sie nie so tief ins Gespräch ein, dass Sie nicht bei Bedarf guten Gewissens mit drei Sätzen das Gespräch taktvoll beenden könnten.

Männer empfinden es als sehr reizvoll, wenn ihre Partnerin auf Partys oder bei Einladungen und Vernissagen auch einmal ihre eigenen Wege geht und es versteht, andere Leute um sich zu scharen – auch andere Männer. Das ist in diesem Fall kein Problem. (Gelegentliche) Unabhängigkeit macht sexy!

Wir Männer sind glücklich, wenn unsere Partnerin der strahlende Mittelpunkt ist, umschwärmt und bewundert wird. Wir wollen die strahlende Diva an unserer Seite! Eine Frau mit Eloquenz und Witz, die alle Regeln der gepflegten Kommunikation kennt und beherrscht, um sie gelegentlich auch zu brechen.

Denn: Berechenbarkeit ist langweilig.

Das Musterbeispiel einer Diva, die diese faszinierende Mischung aus Diplomatie und Anarchie perfekt beherrscht, ist Sharon Stone. Sie ist bekannt dafür, flirtenden Männern bei Bedarf Sprüche vor den Kopf zu knallen wie: »Wenn du eine Vagina und einen Standpunkt hast, bist du verdächtig.« Damit sortiert sie Männer mit Ego-Problemen und ohne Humor gleich beim ersten Kennenlernen aus.

Auch die amerikanische Sängerin Faith Hill gilt vielen Männern als Traumfrau, obwohl oder gerade weil sie für ihre harten Sprüche berühmt ist. Ein Beispiel? »Der einzige Unterschied zwischen Kindern und Männern ist der Preis fürs Spielzeug.«

Besonders sympathisch wirkt also, wer es nicht immer darauf anlegt, von jedem geliebt zu werden. Persönlichkeit zu haben und sich selbst treu zu bleiben ist wichtiger als ständige politische Korrektheit.

Ein inzwischen zum Klassiker gewordener Spruch aus Bayern bringt das noch einmal auf den Punkt: »Everybody's darling is everybody's Depp.«

9. WARTEN SIE BEIM KINDERWUNSCH NICHT (VERGEBLICH) AUF EIN KLARES SIGNAL DES MANNES

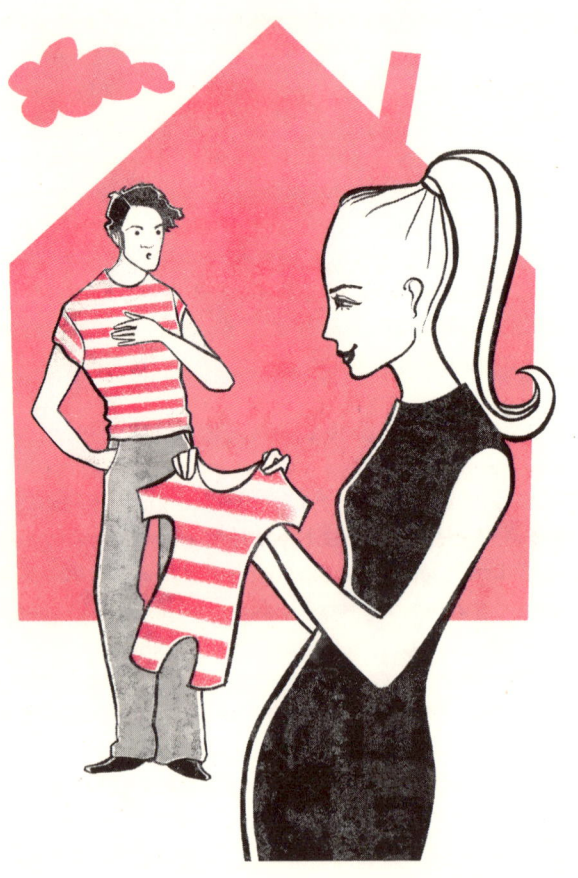

*Noch bevor Schauspielerin Catherine Zeta-Jones
sich auf eine feste Beziehung mit ihrem späteren Ehemann
Michael Douglas einließ, fragte sie ihn, ob er noch
Kinder wolle. Hätte er nein gesagt, hätte sie ihn sofort verlassen.
Inzwischen haben die beiden Stars gemeinsam zwei Kinder.*

Es war einmal ein Zauberspruch. Ein kurzer und einfacher Satz. Aber damit ließ sich das Herz fast jeder Frau öffnen. Selbst dicke und angerostete Schlösser vor ihren Herzen sprengte dieser Zauberspruch. Er wirkte in allen Sprachen und auf der ganzen Welt. Und weil sich der Spruch als so wirksam erwies, kannten ihn bald viele, viele Männer. Aber es zeigte sich: Je mehr Männer diesen Zauberspruch verwendeten, desto weniger stark war seine Wirkung…

Sie ahnen, um welchen Satz es sich handelt?

»Ich möchte, dass du die Mutter meiner Kinder wirst.«

Oder, in einer der zahlreichen Varianten und etwas direkter: »Ich möchte ein Kind mit dir.«

Zwar sollen nun nicht alle Männer in den pauschalen Verdacht geraten, dass dieser Satz nur Teil ihrer Flirttaktik ist. Einige sagen ihn wohl im gewissen Moment wirklich zum ersten Mal und völlig ehrlichen Gewissens. Aber ich muss doch schmunzeln, wenn mir einmal wieder eine Frau ganz stolz erzählt, dass ein Mann diesen Wunsch bereits beim zweiten oder dritten Date, von sich aus und ohne danach gefragt worden zu sein, geäußert habe.

Die meisten Männer wissen, dass es bei Frauen extrem gut ankommt, Babys und kleine Hunde süß zu finden.

Ich rate in solchen Fällen dringend zu einem Test, der schnell zeigt, ob der geäußerte Kinderwunsch nur aus Worthülsen besteht: Setzen Sie sich mit dem betreffenden Mann doch beim nächsten Date ganz gezielt an einen Restauranttisch direkt neben eine Familie mit Kleinkind. Oder noch besser: neben einen Tisch mit Kleinkindern. Und dann beobachten Sie, wie er reagiert.

Oder Sie verabreden sich mit ihm am späten Vormittag in einem der beliebten *Coffee-Shops*, die es inzwischen auch im kleinsten Städtchen gibt. Um diese Uhrzeit trifft sich dort traditionell die Mütter-Armada, weil die Coffee-Shops zu den wenigen öffentlichen und überdachten Orten gehören, an denen es genug Platz für ihre Bugaboo-Kinderwagen gibt.

Oder Sie versuchen die ganz harte Variante: Verpflichten Sie den verbalen Möchtegern-Papa als Assistenten, wenn Sie einer Freundin als Babysitterin aushelfen. Während Sie das Baby wickeln, drücken sie ihm dann die 850 Gramm schwere, volle und noch warme Windel in die Hand und sagen: »Halt das doch bitte mal kurz!«

Am Gesichtsausdruck, dem Verhalten und der Laune Ihres Begleiters werden Sie schnell merken, ob er wirklich bereit ist, Vaterpflichten zu übernehmen.

Die Statistiken sprechen jedenfalls für einen inflationären Missbrauch des Zauberspruchs: **26 Prozent aller Männer zwischen zwanzig und neunundreißig Jahren möchten definitiv kein Kind.** Also mehr als jeder vierte Mann streikt grundsätzlich. Tendenz steigend. Bei den Frauen sind es nur 14,6 Prozent, die einer eventuellen Mutterschaft eher ablehnend gegenüberstehen.

Leicht beängstigend ist auch: **Je höher die Bildung bei Männern, desto geringer der Kinderwunsch.** Deutschland sieht langsam richtig alt aus! Und die Bevölkerungszahl schrumpft. In absehbarer Zeit werden Frankreich und Großbritannien Deutschland als bevölkerungsreichstes Land der EU ablösen.

Gilt es in Griechenland und Italien als trauriger Ausdruck

von Unbeliebtheit, wenn man beim Essen im Restaurant nicht möglichst viele Verwandte und Freunde um sich schart, überwiegen in deutschen Lokalen längst die Zweiertische. Was ist los, dass im Jahr 2005 sogar die Kampagne »Du bist Deutschland« nötig wurde, in der für Kinderfreundlichkeit Stimmung gemacht wurde?

Durchschnittlich sehen Männer 1,59 Kinder als ideal an, Frauen wünschen sich mit durchschnittlich 1,75 Kindern dagegen deutlich mehr Nachwuchs. Der tatsächliche, aktuelle Schnitt beträgt in Deutschland 1,39 Kinder pro Frau. Nicht wenige Wunschkinder werden also nie geboren.

Was aber ist der Grund dafür, dass immer mehr Männer zögern, in die Vaterrolle zu schlüpfen? Es fällt auf, dass häufig vor allem finanzielle Bedenken zur Begründung herangezogen werden. **Männer haben Angst vor der Alleinversorgerrolle.** Auch deshalb halten sie verstärkt nach selbstständigen und starken Frauen Ausschau, die sich selbst finanzieren können. Vor allem in größeren Städten sind die Mieten für eine kindgerechte Wohnung sowie die Kosten für einen der begehrten Plätze in einer Kinderkrippe inzwischen so hoch, dass sie ein einziger Normalverdiener innerhalb der Familie kaum mehr schultern kann.

Zudem wird ein lebenslanger Vollerwerbsarbeitsplatz immer seltener. Die Angst vor Arbeitslosigkeit ist in den vergangenen Jahren stark angestiegen – in einer Zeit von Massenentlassungen und einer schwächelnden Wirtschaft sicherlich nicht ohne Grund. **Männer befürchten deshalb heute durch ein Kind (oder mehrere) eine deutliche Verschlechterung der finanziellen Lage.**

Natürlich ist ein Kind auch eine Investition, kostet Geld, viel Geld. Aber das allein ist noch keine schlüssige Erklärung für die Zeugungsmüdigkeit der Männer. Selbst 1946, im ersten Nachkriegsjahr und einer bitterarmen, unsicheren Zeit in Deutschland, lag die Zahl der Geburten bei etwa 922 000 – damit über ein Drittel höher als im Jahr 2006, in dem mit etwa 672 700 Geburten der bisherige Tiefpunkt erreicht wurde. Die Kaufkraft dagegen stieg seit dem Babyboom-Rekordjahr 1964 mit 1,36 Millionen Geburten in Deutschland stark an. Wir können uns heute durchschnittlich viermal mehr leisten als damals. Die Angst vor einem sinkenden Lebensstandard als künftiger Papa ist also kein wirklich starkes Argument.

Selbstverständlich ist auch zu berücksichtigen, dass es zu Zeiten der geburtenstärksten Jahrgänge in Deutschland weder Antibabypille noch andere perfektionierte Verhütungsmethoden gab. Doch der wesentlichere Grund für die zurückhaltendere Familienplanung der Männer ist ein ganz anderer: eine Werteverschiebung. Bei einer großen aktuellen Umfrage zeigte sich die Mehrzahl der befragten Männer skeptisch, ob ein Kind die Lebensfreude und Zufriedenheit verbessern könnte. Das klingt erschreckend und ist zugleich entlarvend! Besonders wenn man bedenkt, dass der eigene Vater ja auch so hätte denken können …

Fakt ist: **Das Papa-Werden hat heute ein gewaltiges Imageproblem. Lebensgenuss und Schnulleralarm scheinen sich für Männer gegenseitig auszuschließen.**

Zum Glück gibt es aber Trendsetter wie Brad Pitt, der tapfer und unermüdlich dafür kämpft, dass der Stellenwert von Kindern und das Ansehen von Großfamilien wieder steigt. Immerhin wurde Brad vom *People Magazin* zweimal zum *sexiest man alive* gewählt. Er ist für uns Männer also ein interessantes Vorbild.

Brad kann man keinen Vorwurf machen: Er tut sein Bestes in Sachen Pro Familia. Und wirklich nimmt auch die Zahl der Luxus-Großfamilien mit vier bis sechs Kindern in Deutschland bereits wieder leicht zu. Getragen werden diese Vorzeigefamilien im Kennedy-Stil jedoch von einem außerordentlich hohen Einkommen des Vaters und/oder der Mutter.

Kind = cool. Daran, dass diese Formel wieder allgemeine Gültigkeit bekommt, arbeitet auch fleißig Supermodel-Fahnderin Heidi Klum mit inzwischen drei Kindern. Und wenn selbst eine hippe Szene-Ikone wie das russische Model Natalia Vodianova mit neunzehn zum ersten Mal und mit vierundzwanzig Jahren zum zweiten Mal Mutter wird, ist das für Männer schon ein Anreiz nachzudenken, ob sich Selbstverwirklichung und Familie wirklich zwangsweise ausschließen müssen.

Der Unterschied ist: Star-Eltern haben nicht selten mindestens zwei Nannys je Kind, dazu Haushaltshilfen, Putzfrauen, Gärtner. Sie müssen sich nicht persönlich um Kitaplätze streiten, nicht im Supermarkt nach Babybrei im Sonderangebot fahnden und nicht nächtelang das Fieberköpfchen kühlen. Sie müssen keine Großmeister des Multi-Taskings sein. Trotzdem machen diese berühmten Familien mit Kindern uns Männern Lust, wieder ernsthaft darüber nachzudenken, ob ein angesagter »Xplory«-Designerkinderwagen von Stokke mit entsprechendem Inhalt nicht doch die langfristig sinnvollere Anschaffung ist, als sich von einem BMW X3 zu einem X5 hochzuarbeiten.

Der leichte Geburtenanstieg in Deutschland gibt Anlass zu vorsichtigem Optimismus, Anlass zur Hoffnung, dass ein Umdenken stattfindet, dass Kinder wieder erwünscht sind und geliebt werden, dass sie als Bereicherung des Lebens und der Partnerschaft gesehen werden.

Zugleich machen Kinder Karriere als »Trend-Accessoire« wie als Statussymbol! Zugegeben, ein skurriler, aber wohl zeitgemäßer Ansatz, um auch den Männern das Vatersein wieder schmackhafter zu machen. Es gilt wieder mehr und mehr als stylish, Nachwuchs zu haben.

Vorreiter ist die Werbeindustrie: In jedem zweiten Spot lassen sich Kinder mit einem schicken Van chauffieren oder essen Papa den letzten Schokoriegel weg. Und auf Kindermode spezialisierte Labels wie Belly Button schaffen es mit ihren Kollektionen inzwischen sogar in Glamour-Zeitschriften und -Illustrierte. Sogar Ansätze von Selbstironie sind bei jungen Eltern inzwischen kein Tabu mehr. So streifen sie ihren Kleinen schon einmal ein Mini-T-Shirt mit der Aufschrift »Baby deluxe«, »Master of Desaster«, »Born to be wild« oder »Liebhaberstück« über.

Was die Männer trotzdem zögern lässt, ein potenzielles Dasein als Vater babyrosa zu sehen, ist die Angst, dass sich die Frau durch die Mutterrolle verändern könnte, dass die Beziehung und Zweisamkeit darunter leidet. **Ein Kind bedeutet für Männer harte Konkurrenz.** Jeder Mann kennt Beispiele, die schlimmste Horrorvisionen bestätigen: Mütter, die nach der Geburt des ersten Kindes plötzlich vom locker-lässigen Alles-easy-Girlie zur hysterischen Ich—will-alles-perfekt-machen-Übermutter mutieren. Hauptgesprächsthema dieser Mustermütter: das Kind. Hauptperson: das Kind. Gerne wird die Umwelt mit detaillierten Infos über die Konsistenz des Stuhlgangs versorgt. Oder über Wörter, die aus dem Silbenbrei, der dem Baby aus dem Mund tropft, angeblich bereits herauszuhören sind. Wenn dann doch noch ein paar Minuten Zeit für den Partner bleiben, dienen diese vorwiegend dazu, ihn über seine Pflichten und Unzulänglichkeiten als Vater aufzuklären. Spaß? Sex? Exzesse? Unbeschwertheit? Haben nur noch Seltenheitswert …

Beobachtungen wie diese mindern bei Männern natürlich den Drang zu zügiger und konkreter Familienplanung, und das Thema wird auf der To-do-Liste erst einmal nach hinten geschoben.

Zugegeben: **Die meisten Männer wollen Kinder haben. Irgendwann. Aber sie zögern die Entscheidung gerne hinaus und lassen sich ein Fluchttürchen offen.** Schließlich stehen sie als Mann ja nicht unter dem Druck eines biologischen Endspurts.

Bleibt es also wieder mal den Frauen überlassen, Überzeugungsarbeit zu leisten oder sogar einfach Tatsachen zu schaffen? Ist auch hier weibliche Dominanz gefragt?

Die Antwort fällt (leider) sehr klar aus: Ja! Bis ein Mann von sich aus den idealen Zeitpunkt findet, um ganz bewusst und gerne Vater zu werden, kann er leicht ins Großvateralter rutschen. Also keine Option, auf die man sich als Frau verlassen kann und sollte. Manche Männer schaffen es glaubhaft, über mehrere Jahre hinweg Gründe zu finden, die gegen eine Vaterschaft in allzu naher Zeit sprechen. Bei den Recherchegesprächen für dieses Buch gestand ein Mann sogar, dass er seiner Partnerin über Monate hinweg eine Potenzschwäche durch Stress vorgetäuscht hatte, um ihr vorerst seinen Beitrag an der Nachwuchsproduktion vorzuenthalten, noch etwas Bedenkzeit zu gewinnen und den Zustand der Unabhängigkeit länger genießen zu können.

Um nicht missverstanden zu werden: Ich möchte Frauen nicht dazu aufrufen, die Familienplanung gegen den Willen und ohne das Wissen der Männer in Angriff zu nehmen. Aber es sortiert unfaire Kandidaten beizeiten aus, wenn die Frau nach einer anfänglichen Schonfrist, in der sie den Partner auch auf seine Vaterqualitäten hin abcheckt, ganz klare Impulse setzt. Lassen Sie sich nicht zu lange vertrösten, verschieben Sie die Einlösung Ihres Kinderwunsches nicht in die Unendlichkeit! Eine Frau muss sich nicht dafür entschuldigen, Mutter werden zu wollen und Kinder als (einen) Lebenszweck zu sehen.

Natürlich wirkt es nicht auf alle Männer luststeigernd, wenn das Kinderthema in zu direkten Zusammenhang mit Körperlichkeit und Sex gebracht wird – obwohl beides ja vor nicht allzu langer Zeit noch vor allem diesem Zweck diente. Wir

Männer reagieren zuweilen etwas sensibel, wenn wir auf eine Funktion reduziert werden. Selbst wenn diese Funktion großen Spaß macht. Doch wenn das Bett von der Spielwiese zum Familienplanungszentrum wird, löst das in uns Beklemmungen aus.

Wirksamer ist, das Thema nach außen hin nicht zu hoch zu hängen. An Eisprungberechnungen und Temperaturmessungen muss eine Frau ihren Partner nicht unbedingt teilhaben lassen. **Übt die Frau in ihrem Kinderwunsch zu viel Druck aus, treibt das Männer eher in die Defensive.** Es reicht, ihm die akute Sehnsucht nach eigenem Nachwuchs immer wieder einmal deutlich mitzuteilen – fairerweise gegebenenfalls zusammen mit der Information, dass man die Pille abgesetzt hat.

Aber nochmals: Dass Frauen in der konkreten Familienplanung aktiver sind als Männer, war in der Menschheitsgeschichte eine evolutionsbedingte Konstante. Und hat letztlich dafür gesorgt, dass diese Geschichte überhaupt bis heute reicht. **Wenn es um Familienplanung geht, ist ein sanfter Kick für uns Männer sicher nicht kontraproduktiv. Wir lassen uns eben gerne zu unserem Glück verführen.** Und passen unsere Lebensplanung dem Menschen an, den wir lieben. Denn wir wissen nur zu gut, dass es uns zu traurigen Gestalten macht, wenn wir die ungebundenen Rock'n'Roll-Jahre zu lange ausdehnen.

Der Fingerzeig der Partnerin in Richtung Familie muss ja nicht so weit gehen, dass sie ein T-Shirt mit dem Aufdruck »1 + 1 = 3« zur ständigen Erinnerung daran trägt, dass sie von ihm einen Beitrag hierzu erwartet.

Manchmal überzeugen uns Männer übrigens auch ganz praktische Gründe. Zum Beispiel, dass Kinder ein ideales Alibi sind, um von einer langweiligen Party vorzeitig flüchten zu können…

10. LEBEN SIE IHRE EXTRAVAGANZEN VOLL AUS

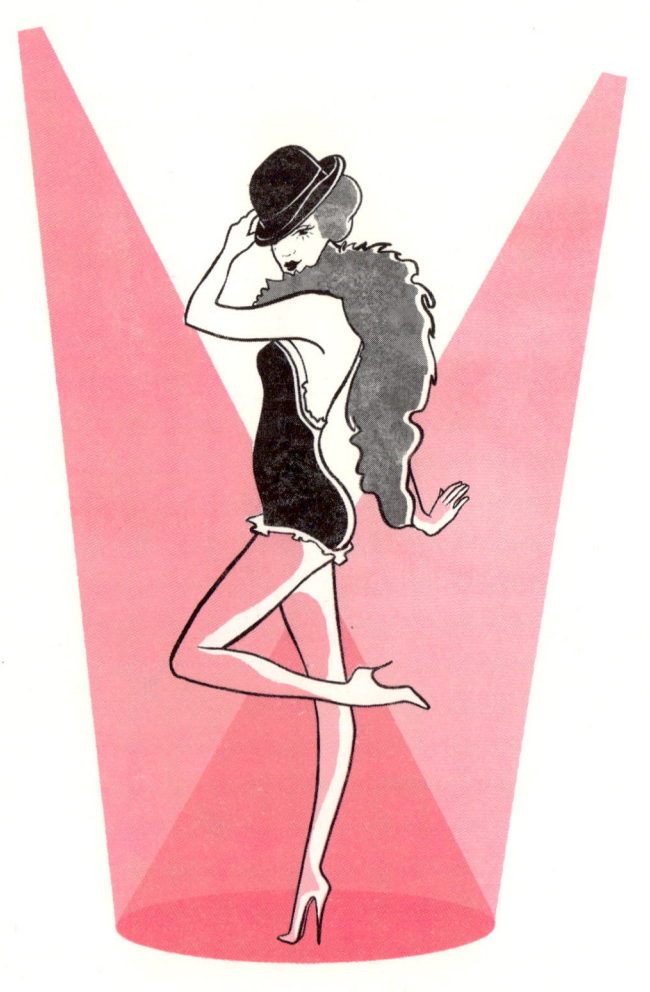

Ich bin eine Frau, die weiß, was sie will.
Ich habe mein Tempo, ich hab' meinen Stil.
Ich hab' meine Hemmungen fest in der Hand,
ein bisschen Gefühl, ein bisschen Verstand.
Ich kenn' meine Grenzen, ich höre die Zeit,
die Stimmen des Tages, da weiß ich Bescheid.
Volant in der Hand, grad los auf mein Ziel,
ich weiß ganz genau, was ich will.
Ich liebe die Liebe, ich liebe den Sport.
Doch den Sport nicht als Liebe,
die Lieb' nicht als Sport.
Ich bin nicht grad prüde und auch nicht lasziv,
nicht zu oberflächlich und auch nicht zu tief.
Ich spiele gern Poker und manchmal auch Bridge.
Ich hasse den Snob und goutier' keinen Kitsch.
Bin manchmal sehr kühl, dann wieder verliebt –
so wie es die Situation grad ergibt.
Ich weiß, wie man Golf spielt und wie man chauffiert,
ich bin nicht zu sachlich, nicht zu kompliziert.
Ich liebe das Helle, das Schöne, die Kraft.
Ich liebe das Geld, weil es Freiheit mir schafft.
Ich bin eine Frau, die weiß, was sie will.
Ich weiß ganz genau, was ich will.

AUS DER OPERETTE *Ich bin eine Frau, die weiß, was sie will*
VON OSCAR STRAUS (1870–1954)

Wäre dieses Buch ein Musikalbum, könnten Sie jetzt den Titel-song hören. Dieses Kapitel beschwört die Leitmelodie: die Er-mutigung, persönliche Kanten, Eigenarten und sogar Schwä-chen in Diva-Qualitäten umzuwandeln. Denn: Individualität ist das Kapital unserer Zeit.

Und eine der Grundregeln von Diven-Lehrmeisterin Madonna lautet: »Es ist reine Zeitverschwendung, etwas Mittelmäßiges zu tun.«

Besonders geschätzt wird, was aus der Masse herausragt. Begehrt ist, was auffällt. Sogar bei Diamanten ist das so – besonders wertvoll sind rote Steine, weil sie extrem selten sind. So erzielte 1987 ein dunkelroter Pique-Brillant mit 0,95 Karat Gewicht bei einer Auktion von Christie's den Preis von 880 000 Dollar. Ein Diamant dieser Größe in reinstem Weiß hätte damals höchstens 10 000 Dollar gekostet.

Auch Tiere macht der feine Unterschied attraktiv. Nicht die Norm ist interessant, sondern die Abweichung: Japanische Koi-Karpfen mit auffälligem Farbenspiel werden so für bis zu 700 000 Euro gehandelt. Und bei ihrer legendären Show in Las Vegas traten die Magier Siegfried und Roy nicht etwa mit normalen Tigern auf, sondern mit extrem seltenen weißen Königstigern.

Gleichförmigkeit ist öde. Auffälliges Verhalten dagegen macht neugierig.

Wir alle erinnern uns an die Musterschüler in unserer Klasse. Sie machten scheinbar alles richtig. Doch in ihrem Bestreben, Disziplin zu wahren, optimale Leistungen zu bringen und bei den Lehrern Eindruck zu schinden, waren sie berechenbar. Und so langweilig wie ein Stück Brot. Sie boten das ideale Feindbild, waren Zielscheibe von Spott und Aggressionen. Natürlich wurden daher nicht die Musterschüler, sondern die Entertainer und Dampfplauderer zum Klassensprecher gewählt: Mädchen und Jungen mit Ausstrahlung, die es verstanden, andere um sich zu scharen, Wortführer zu sein, im Mittelpunkt zu stehen – und manchmal auch den Klassenclown zu spielen. Oft handelte es sich dabei um Schüler, deren Leistungen und Noten eher mäßig waren. Egal. Aber es waren frühe Meister der Selbstdarstellung.

Auffällig ist auch: Begegnen wir nach einigen Jahren bei Klassentreffen diesen Helden unserer Jugend wieder, sind oft genau sie es, die sich in einflussreiche Positionen hochgekämpft haben, die etwas gewagt haben, vielleicht auch spektakulär gescheitert sind, aber ein spannendes Leben führen. Sie haben was zu erzählen. Die einstigen Streber? Ihnen mangelt es meist auch jetzt noch an Charisma und sozialer Intelligenz, um sich abzuheben, ein Netzwerk zu bilden, aufzufallen und sich für Spitzenjobs aufzudrängen.

In den Lehrplänen fehlt bis heute das Fach Persönlichkeitsbildung. Wir mussten zwar als Schüler die Jahreszahlen von Kriegen im Mittelalter auswendig lernen und zwanzig Zentimeter lange mathematische Formeln anwenden können. Aber geschätzte 98 Prozent dieses Wissens haben sich längst wieder aus unseren Gehirnwindungen verabschiedet, ohne dass wir diese Informationen je vermisst hätten. Wie wir jedoch die Facetten unserer Persönlichkeit am besten zur Geltung bringen, brachte uns kein Lehrer bei. Dabei ist das für unser Leben letztlich wichtiger als eine um eine Zehntelstelle bessere oder schlechtere Zeugnisnote.

Zum Glück ist es bekanntlich nie zu spät, die eigene Ausstrahlung kräftig zu polieren. Das gelingt auch noch locker mit 30plus.

Der Push-up für unser Charisma ist Selbstvertrauen. Und Mut. Sie sollten sich nie verbiegen – und Kontroversen, die daraus entstehen, nicht ausweichen. Ein kleiner Kampf ist schließlich ein gutes Training, um sich zu behaupten. Und er belebt.

Frauen sind jedoch viel zu oft Harmonie-Junkies. Sie stellen zur Rettung des Friedens gerne einmal ihre berechtigten Überzeugungen zurück. Selbst gegenüber Männern, die intellektuell eine wesentlich tiefere Flugbahn haben und deren Argumente im Vergleich zu ihren nur heiße Luft sind. Ein solches Verhalten ist einerseits klug, spart Energie und Nerven. Auf Dauer ist es aber unbefriedigend. Und kontraproduktiv. Denn chronische

Ja-Sager haben keine große Fangemeinde. Immer nett und pflegeleicht zu sein ist die sicherste Methode dafür, bald überhaupt nicht mehr wahrgenommen zu werden. Und wessen Verhalten so angepasst und farblos erscheint, dass er sich nicht mehr von der Wand hinter sich abhebt, muss sich nicht wundern, wenn er kaum mehr beachtet wird.

Eine klassische Managerregel lautet: Aufmerksamkeit bekommt man nicht geschenkt, Aufmerksamkeit muss man sich erarbeiten!

Nach diesem Motto funktioniert nicht nur die Karrieredynamik in den Chefetagen, sondern auch das Starbusiness, die Musikindustrie, die Model-Szene, der Literaturbetrieb, der Sport. Sie dürfen alles sein, nur nicht normal, durchschnittlich, brav, langweilig oder nichtssagend.

Perfektion ist ein Persönlichkeitskiller.

Jeder kann sich selbst testen: Wie viele Stars haften nur deshalb in unserem Gedächtnis, weil sie sich regelmäßig durch Skandale in Erinnerung rufen? Weil sie sich gegenseitig beschimpfen, bekämpfen, betrügen, um sich kurz darauf wieder zu versöhnen. Weil sie zwar nicht auf Drogen, dafür aber ab und zu gerne auf den Slip verzichten. Weil sie sich gelegentlich auf dem Weg von der Eingangstür ihrer Villa zum Müllcontainer ganz bewusst auch unvorteilhaft fotografieren lassen. Um zu demonstrieren: »Hey, ich bin manchmal auch total normal.« Aber eben nur manchmal. Denn wenig später sind sie wieder neben der Spur, reißen freche Sprüche, pöbeln, schlagen mit Regenschirmen und Fäusten um sich und tragen damit bereitwillig zu unserer Unterhaltung bei. Sie leisten sich Extravaganzen, über die wir genauso gut staunen wie lästern können.

Wie zum Beispiel Mariah Carey, die angeblich in jedem Hotel für das Schlafzimmer ihrer Suiten zwanzig Luftbefeuchter und für die Badezimmer grundsätzlich neue Toilettenbrillen ordert.

Oder Jennifer Lopez, die auf eine Raumtemperatur von exakt 25,5 Grad bestehen soll und sich alles komplett weiß wünscht: Kerzen, Vorhänge, Blumen, Bett, Couch, Teppichböden …

Menschen, die ein solides Familienleben haben, Partys und Drogen meiden sowie null Komma null Allüren zeigen, sind eben kein idealer Stoff für *Gala, Bunte* & Co. Mit jeder Schlagzeile und Story steigert der Star seinen Marktwert.

Das führte dazu, dass inzwischen nicht selten Stars mit Paparazzi zusammenarbeiten und Skandale inszenieren. Der Fotograf ist rein *zufällig* genau dann in der Nähe, wenn die Schauspielerin mit dem noch verheirateten Milliardär auf der Hotelterrasse und am Strand wild knutscht. Eine Fake-Sensation. Und für alle ein Gewinn: Der Paparazzo hat exklusive Bilder (die ihm nicht selten bis zu 200 000 Euro einbringen), der Star bekommt Aufmerksamkeit, der People-Magazin-Käufer neuen Klatschstoff, und die Hefte verkaufen sich wie geschnitten Brot.

Doch zurück zur Diva-Taktik. »Diva« – das Wort stammt aus dem Lateinischen und ist die weibliche Form von *divus*, der Göttliche. Diese Göttlichkeit würdigen jedoch heute nicht mehr alle Stars. Manche leben ihre Diva-Allüren vielmehr ziemlich weltlich aus und übertreiben damit, was schnell billig wirkt und irgendwann nur noch nervt.

Zwischen Zicke und Klette liegt nur ein schmaler Grat. Naomi Campbell und Paris Hilton kommen uns da mit ihrem nicht immer himmlischen Verhalten rasch in den Sinn. Oder Sängerin Janet Jackson, die mit einem ebenso verzweifelten wie derben Versuch um Aufmerksamkeit heischte, als sie beim Super Bowl 2004 ihre rechte Brust sekundenlang vor einem Millionen-TV-Publikum freilegte. Ein Skandal mit Ansage, für den sogar ein eigener Name geprägt wurde: Nipplegate. In Anspielung auf die politische Watergate-Affäre, die 1974 US-Präsident Richard Nixon zum Rücktritt zwang.

Wer die Windmaschine zu hoch dreht, verzerrt sein Profil. Und macht sich leicht lächerlich. Doch **ein wohldosiertes Maß an Exaltiertheit steht jeder Frau.**

Und wir Männer sind für gelegentliche Showeinlagen sehr empfänglich; einer Diva rollen wir gerne höchstpersönlich den roten Teppich aus. Wie viele historische Beispiele von Stars zeigen, die noch wussten, dass Diva-Allüren wie ein Parfüm zum Einsatz gebracht gehören: Immer nur einen Hauch auftragen. Nie zu viel!

Als eine der größten Diven aller Zeiten gilt Maria Callas. Die Jahrhundertsängerin, die in ihren ruhmvollsten Zeiten dreiunddreißig Pelzmäntel, über zweihundertzwanzig Abendroben und weltweit Millionen von Verehrern besaß, stellte an sich und ihre Umwelt immer höchste Anforderungen. Einem New Yorker Operndirektor, mit dem sie nicht einer Meinung war, soll sie in Rage sogar eine Cognac-Flasche an den Kopf geworfen haben. Und Kollegen erzählten, dass die Callas ihnen während der Vorstellung auf der Bühne einen Fußtritt verpasste, wenn sie versuchten, einen Ton länger als sie zu halten. Wenn sie in Form war, änderte Maria Callas spontan die Partitur, beendete die Arie mit einem schier unsingbar hohen Ton. Und sorgte so dafür, dass das Publikum vor Begeisterung tobte und ihr Ruhm weiter wuchs.

War die superkritische Primadonna dagegen mit ihrer Stimme einmal nicht zufrieden, brach sie eine Vorstellung bisweilen vorzeitig ab. Sogar, wenn der Staatspräsident unter den Zuhörern war. Als sie sich einmal während der Aufführung der Donizetti-Oper *Anna Bolena* in der Mailänder Scala vom Publikum ungerecht behandelt fühlte, ging sie entgegen der Regieanweisung an die Rampe und schmetterte die Worte der soeben gesungenen Arie nochmals in den Raum: »Mein Schicksal ist besiegelt, wenn meine Ankläger auch meine Richter sind!« Ein spontaner, mutiger Temperamentsausbruch, für den sie Ovationen bekam.

Wenn die Callas in der Stadt war, hielt das legendäre Mailänder Edelrestaurant *Biffi- Scala* Tag und Nacht einen Tisch für sie frei. Und mit ihrer Diva-Power zog sie 1959 sogar den notorischen Womanizer und Multimillionär Aristoteles Onassis in ihren Bann. Der Beginn eines Liebesdramas, das Geschichte schrieb.

Eine andere Diva mit unsterblichem Ruhm war bekanntermaßen Marilyn Monroe. 1952 fand sie Gefallen an Joe DiMaggio, dem attraktiven italienischstämmigen Baseballstar des Traditionsclubs New York Yankees. Um den zwölf Jahre älteren Mann kennenzulernen, arrangierte Marilyn ein Blind Date mit ihm. Was sie später allerdings bestritt. Tatsache ist: Es funktionierte, es funkte. Eineinhalb Jahre später heirateten die beiden. Doch Marilyn konnte ihrem extrem eifersüchtigen Gatten nicht lange treu bleiben. Sie begann Affären, und so wurden Marilyn und Joe schon nach nicht einmal einem Ehejahr wieder geschieden. Was Joe DiMaggio aber nicht davon abhielt, Marilyn sein Leben lang weiter abgöttisch zu lieben. Nach ihrem Tod 1962 sorgte er dafür, dass zwanzig Jahre lang drei Mal wöchentlich ein Strauß Rosen auf ihr Grab gelegt wurde.

Das Trio der klassischen Diven vervollständigt Liz Taylor. Die Eskapaden der Schauspielerin waren filmreif. Ohne zu zögern, nahm sie sich in ihren erfolgreichen Zeiten, was sie wollte – zum Beispiel ihren Kollegen Richard Burton gleich zweimal (1964 und 1975) als Ehemann. Sie besaß das, was eine wirklich große Diva ausmacht: Selbstironie. »Dicke Mädchen brauchen große Diamanten«, sagte die selbstbewusste Schauspielerin, die schon in ihren Hollywoodjahren mit ihrem Gewicht kämpfte.

Richard Burton nahm ihren Wunsch zu Befehl und schenkte ihr in den rund fünfzehn Jahren ihrer exzessiven Partnerschaft Schmuckstücke im Wert von über vierzig Millionen Euro. Darunter den sogenannten Taylor-Burton-Diamanten, der die Form eines Herzens und ein Gewicht von unglaublichen 69,42 Karat aufweist.

Was aber bringt einen Mann dazu, einen Großteil seiner üppigen Gagen in Geschenke für eine Frau zu investieren? Warum stürzen sich Männer für gewisse Frauen sogar in den materiellen und emotionalen Ruin? Es sind genau diese Fragen, die echte Diven für sich zu beantworten gelernt haben. Sie tragen das Ausrufezeichen vor sich her: »Ich bin es wert, dass ...!«

Sie wissen: Männer wollen das Gefühl vermittelt bekommen, dass sie nur mit vollem Einsatz an ihr Ziel kommen.

Deshalb fordert eine Diva kompromisslose Zuwendung, totale Leidenschaft und bedingungslose Liebe. Männer müssen bei ihr an ihre Grenzen gehen. Oder sogar darüber hinaus. Denn für eine Diva wird es gerade da interessant, wo das klare Bewusstsein der Impulsivität weicht. Auf diesem Terrain fühlt sie sich besonders wohl, hier ist sie zuhause. Denn ihr Kalkül ist nicht aufs Tagesgeschäft gerichtet, nicht auf die Logik eines Mannes. Sonst gäbe er freiwillig keine Millionen für einen Ring aus. Das Reich der Diva ist die Subebene der Vernunft. Sie spielt mit den vielen kleinen Hebelchen im Unterbewusstsein des Mannes. Eine Diva weckt bei Männern Begehren, von dessen Existenz diese bisher nichts wussten.

Jeder Mann ist empfänglich für diese Reize der rationalen Unterwelt. Hinzu kommt eine skurrile Gesetzmäßigkeit: Je unverschämter die Forderungen einer Diva sind, desto bereitwilliger wird ein Mann sie erfüllen.

Männer versuchen dieses Phänomen so zu erklären: Wenn eine Frau das Selbstbewusstsein hat, extreme Forderungen ganz selbstverständlich zu stellen, ist sie vermutlich daran gewöhnt, dass diese auch erfüllt werden. Die Frau muss also Qualitäten besitzen, die diesen hohen Einsatz des Mannes rechtfertigen.

An der kurzen Leine hält eine echte Diva den Mann auch, indem sie ihm stets das Gefühl vermittelt, sie nie ganz besitzen zu können. Sie will immer wieder neu erobert werden, sie lässt sich nicht dominieren. Und: Eine Diva nimmt sich auch Freiräume. Sie ist phasenweise nicht erreichbar, nicht verfügbar – was nicht gespielt ist, denn sie hat und genießt ihr Eigenleben. Das hat den Nebeneffekt, dass die Beziehung mit ihr durch die gelegentliche Distanz für Männer besonders spannend bleibt. Zudem schätzen Männer es, auch Zeit für sich, die Freunde und Hobbys zu haben.

Das alles sind bewährte Diven-Taktiken, die sich mit dem nötigen Mumm auch im unglamourösen Alltag kopieren lassen.

Wie sieht es jedoch mit den legendären Launen einer Diva aus? Sind diese wirklich noch zeitgemäß? Verderben Frauen mit ihrer Launenhaftigkeit den Männern nicht endgültig den Appetit auf sie?

Dazu ein kleiner Exkurs: In der Ausbildung für Schauspieler gibt es eine beliebte Übung: sich in die Raummitte zu stellen, die Augen zu schließen und auf den ersten Impuls zu warten. Sei es, dass der Finger zuckt oder die Lust aufkommt, sich zu drehen. Dieser Impuls wird aufgenommen und langsam bis zum möglichen Maximum gesteigert.

Sinn und Zweck der Übung ist, dass Schauspieler diese – gewöhnlich unterdrückten – Impulse wieder vollkommen ausleben und so in allen Intensitäten kennenlernen, von ganz leicht bis stark.

Das Modell lässt sich von physischen auch auf Stimmungsimpulse übertragen. Wir alle verspüren jeden Tag diverse Anflüge von Launen. Von fröhlich bis wütend, die ganze Palette. Um alltagskompatibel zu sein, drosseln wir unsere entsprechenden Neigungen jedoch zum Großteil – was eine Diva nie tun würde.

Sie lässt (zumindest einigen) Launen freie Fahrt, auch auf die Gefahr hin, damit viele Leute zu verschrecken. Und sie verbirgt auch nicht, wenn sie einmal einen schlechten Tag hat. Ganz nach dem Motto: Nur Mittelmäßige sind ständig in Hochform.

Nun können Sie einwenden: »Eine Diva kann sich das auch leisten!« Sicher, es wird von ihr sogar erwartet. Extravaganzen sind ihr Kapital. Aber **der Spielraum zur Selbstinszenierung ist auch abseits von Bühnen, Laufstegen und Kameras größer, als die meisten denken.** Im privaten Umfeld werden Ihnen so einige Extravaganzen zugebilligt, wenn Sie dabei authentisch und souverän wirken. Es wird unter »Sie hat schon ziemliches Temperament« oder »So ist sie eben« verbucht. Sie werden dafür eher bewundert als bedauert und etablieren sich als schillernde Figur.

Es gibt das schöne Beispiel einer Bekannten, die in der Kostümbildner-Werkstatt der Münchener Staatsoper arbeitet – ein kleines Rädchen im großen Betrieb, ausgestattet aber mit einem sehr soliden Selbstvertrauen und einer im ganzen Haus bekannten Forschheit. Vor zwei Jahren wurde nun eine Inszenierung vorbereitet, deren Kostümgestaltung ein Künstler von internationalem Ruhm übernommen hatte. Er gilt als gnadenlos arrogant, und ihm wird eine starke Neigung zu cholerischen Ausfällen nachgesagt. Es kam vor, dass er ausflippte, nur weil er von jemandem unaufgefordert angesprochen wurde. Alle hatten einen Riesenrespekt, wenn nicht sogar Angst vor ihm.

Eines Tages musste die Kostümbildnerin einen Stapel Stoffproben zur Bühne bringen, damit der große Meister sie in Augenschein nehmen konnte. Wie es der Zufall aber wollte, war an diesem Tag der Aufzug blockiert. Sie nahm also die Treppen. Und auf wen traf sie im Treppenhaus? Auf den Kostümhalbgott höchstpersönlich. Auch er ging gerade nach unten. Was die Kostümbildnerin zu einem spontanen Einfall verleitete. Mit den Worten »Wenn Sie sowieso runtergehen, können Sie das gleich mitnehmen« drückte sie ihm den Stoffstapel in die Hände. Der Maestro erschrak und war eine Sekunde lang sprachlos. Dann sagte er artig wie ein kleiner Junge: »Ja, danke.«

Was beweist: **Diven gibt es auf allen Ebenen.** Es liegt nur an der inneren Einstellung, seine Diva-Qualitäten wirksam zu bündeln und zu outen. Sie sollten auf Exaltiertheit programmiert sein. Und Sie sollten sich nicht durch übertriebene Anpassung und falschen Respekt blockieren lassen. Oder gar durch Ängste. Wie zum Beispiel die weitverbreitete, einen Mann zu verärgern, indem Sie ihn etwas auf sich warten lassen.

Eine Diva kommt selten pünktlich. Sie weiß, dass sie jeden Mann bei (fast) jeder Gelegenheit mindestens neunzehn Minuten schmoren lassen kann, bevor der Bogen langsam überspannt ist. Und ist Mr. Date noch nicht anwesend, wenn sie erscheint, so geht sie wieder, um – wenn überhaupt – mit noch größerer Verspätung als der Mann ihren Auftritt zu haben. Nicht umsonst gibt es das Bonmot: »Eine Diva kommt nicht mal zu ihrer eigenen Beerdigung pünktlich.«

Hierarchien? Sind für sie lächerlich und bedeutungslos, denn entgegen den Regeln des Kartenspiels, geht eine Diva davon aus, dass die Dame auch den König sticht.

Wichtig für die volle Entfaltung als Diva ist es, sich nicht vom erstbesten Widerstand entmutigen zu lassen. Wie schon das historische Beispiel Elly Beinhorns zeigt. Im Alter von einundzwanzig Jahren setzte sie sich in den Kopf, den Flugschein zu machen. Das war 1928, und der Aeroclub ihrer Heimatstadt Hannover lehnte es damals noch ab, Frauen auszubilden. Doch Elly gab nicht auf und suchte in ganz Deutschland nach einem Club, in dem sie den Pilotenschein machen konnte. In Berlin-Staaken nahm man sie schließlich auf, sie ließ sich zur Pilotin ausbilden. Und wurde zur Luftfahrtpionierin, zu einer der berühmtesten Fliegerinnen des 20. Jahrhunderts. Elly Beinhorn stellte zahlreiche Rekorde auf und überlebte Dutzende von Bruchlandungen – eine Diva der Lüfte, hochattraktiv, umschwärmt, begehrt und zielstrebig.

Hollywood-Diva Zsa Zsa Gabor hat diese Form der erfolgreichen weiblichen Beharrlichkeit einmal wie folgt beschrieben: »Wenn ein Mann zurückweicht, weicht er zurück. Wenn eine Frau zurückweicht, dann nur, um besser Anlauf nehmen zu können.«

In Großbritannien aber löst seit einigen Jahren ein neues Phänomen die traditionelle Form der Diven ab: das der sogenannten *Ladettes* – junge Frauen, die sich wie ein halbstarker Kerl (Lad) benehmen. Diese Ladettes treten fast immer in Rudeln auf. Sie saufen, rülpsen, sehen sich Pornos an, gehen in Table-Dance-Bars, provozieren, benehmen sich rüpelhaft, tragen meist keine Unterwäsche, dafür umso mehr Tattoos, und haben Sex, mit wem und wo auch immer sie gerade Lust dazu haben. Besonders am Wochenende ist das größte Vergnügen der Ladettes, sich in den Pubs, Clubs und Discos total gehen zu lassen.

Die Journalistin und Autorin Ariel Levy prägte für diese spätpubertären Mädchen die Bezeichnung »Female chauvinist pigs« (weibliche Chauvinistenschweine). Denn die Ladettes nehmen sich Freiheiten, die bisher – wenn überhaupt – nur Männern vorbehalten waren.

Als wirkliche Vorbilder sind diese jungen Engländerinnen mit ihren radikalen und derben Umgangsformen wenig geeignet. Dennoch lassen sich aus einigen Aspekten ihres Verhaltens lehrreiche Rückschlüsse für Selbstverwirklichung auch auf höherem Niveau ziehen: Ihre Lust, ab und zu den »Kerl in sich« zu entdecken und nach außen zu stülpen, ist für die Ladettes befreiend und wohltuend.

Wie aber reagieren Männer auf sie? Nicht etwa verstört oder sogar abgeschreckt, wie man meinen könnte. Ganz im Gegenteil: Sie finden das sogar reizvoll! Kein Wunder: Auf Männer wirken Frauen anziehend, die sich gelegentlich über die klassische Rollenverteilung hinwegsetzen und wie ein Kerl trinken, feiern, lieben.

Ganz neu sind diese Grenzüberschreitungen jedoch nicht. Schon Kultschriftsteller Ernest Hemingway führte 1926 in seinem berühmten Roman *The Sun Also Rises* (*Fiesta*) die Figur der schönen Engländerin Lady Brett Ashley ein. Sie hält bei den heftigen Trinkgelagen der Männer in Pamplona munter mit, begeistert sich für den Stierkampf und beginnt vor den Augen ihres Exliebhabers und ihres Verlobten ein Verhältnis mit einem fünfzehn Jahre jüngeren Torero. Was zu handfesten Auseinandersetzungen unter den Männern führt.

Auch die Frauen der 68er-Bewegung überschritten so konsequent und latent die männlichen Claims, dass Uschi Obermaier, die emanzipiert war, aber gleichzeitig auch deutlich sichtbar eine Frau blieb, zum Superstar einer Generation werden konnte. Stark an die Männer assimiliert waren etwas später, Mitte der Siebzigerjahre, auch die weiblichen Punks.

Was jedoch bisweilen missachtet wurde und wird und nicht ohne Auswirkung auf die gegengeschlechtliche Attraktivität bleibt: Aus den Ausflügen der Frauen auf männliches Terrain dürfen keine Daueraufenthalte werden! Nur das Wechselspiel zwischen gelegentlicher Geländegängigkeit und natürlicher Noblesse finden Männer wirklich sexy.

Die eigentliche Heimat der Frau sollte eindeutig die einer Lady bleiben – einer Lady, der es jedoch auch steht, wenn sie sich gelegentlich etwas danebenbenimmt, ihre wilden Seiten zeigt und für Männer immer einen Hauch unberechenbar bleibt.

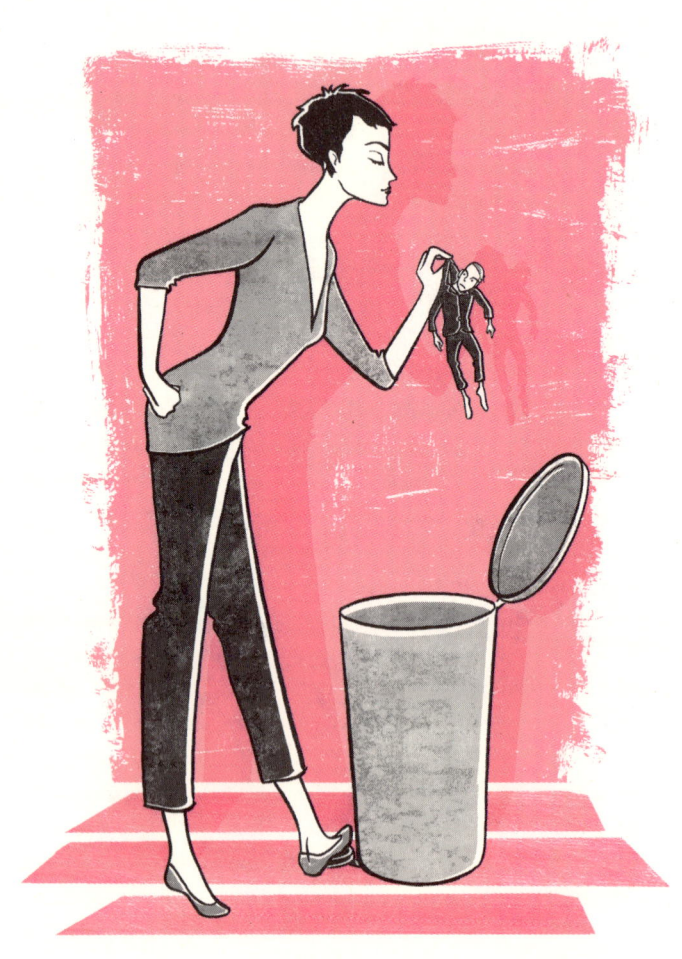

Nach längerer Zeit treffen sich die Freunde David und Stefan auf ein Bierchen und bringen sich gegenseitig auf den neuesten Stand.

David: »Ich hab dich doch damals auf der Party bei Phillip mit dieser Katja gesehen.«

Stefan: »Ja, ich hatte sie an dem Abend kennengelernt.«

David: »Und, ist was draus geworden?«

Stefan: »Wir waren ein paar Mal zusammen unterwegs, hatten Spaß und alles.«

David: »Gute Frau, wirklich.«

Stefan: »Dachte ich auch. Am Anfang.«

David: »Das klingt nicht gut. Was ist passiert?«

Stefan: »Um ganz ehrlich zu sein: Ich glaube, sie hat ein echtes Problem mit Männern.«

David: »Dabei sieht sie gar nicht aus wie eine Frau, die unnötig Stress macht.«

Stefan: »Nein, sieht man ihr nicht an. Und am Anfang lief auch alles ganz locker. Wir hatten eine gute Zeit. Und ein paar echt heftige Nächte. Aber nach zwei, drei Wochen begann sie damit, mich regelrecht mit SMS zu bombardieren. Am Anfang fand ich das ja noch schmeichelhaft. Und sie schickte oft auch sehr fantasiereiche, fast schon poetische SMS. Aber es wurde immer extremer. Im Abstand von höchstens einer halben Stunde piepste mein Handy. Und wenn ich nicht sofort darauf reagierte, rief Katja bei mir an und beklagte sich. Mir wurde irgendwann klar: Sie ist ein Freak, sie braucht extreme Zuwendung. Sie zu betreuen ist ein Fulltime-Job. Nichts für mich, ich brauche auch mal Abstand und Zeit für mich.«

David: »Einen ähnlich anstrengenden Fall hatte ich auch schon mal. Ich bin damals an eine chronische Ausdiskutiererin geraten. Auf den ersten Blick die Megafrau. Clever, offensichtlich selbstbewusst und alles da, wo es sein muss. Aber sie hatte eine total nervige Angewohnheit: Sie musste immer alles hinterfragen und analysieren. Vor allem Gefühle! Das war bei ihr wie ein Reflex. Und supermühsam. Meistens ging es ganz harmlos los. Sie sagte zum Beispiel: ›Schon komisch. Vor einem Jahr kannten wir uns noch gar nicht. Und du warst noch mit einer anderen Frau zusammen. Vermisst du die denn gar nicht?‹ Ich sagte: ›Hm, eigentlich nicht.‹ Sie fragte: ›Wieso nicht? Schließlich hast du sie ja mal geliebt, oder nicht?‹ Ich sagte: ›Na ja, ich bin ja nun mit dir zusammen.‹ Sie fragte: ›Heißt das, wenn du nicht mit mir zusammen wärst, dann wärst du noch mit ihr zusammen?‹ Ich sagte: ›Ich weiß nicht. Das ist mir jetzt auch zu theoretisch. Warum soll ich darüber nachdenken?‹ Sie sagte: ›Wenn du mal nicht mehr mit mir zusammen wärst, würdest du mich vermutlich auch nicht vermissen …‹ Ich sagte: ›Die Frage stellt sich doch nicht. Schließlich möchte ich doch mit dir zusammenbleiben.‹ Sie sagte: ›Aber im Prinzip sind für dich doch alle Frauen austauschbar.‹ Und schon war eine völlig unnötige und bescheuerte Diskussion im Gange, bei der ich am Ende nur als Verlierer dastehen konnte. Ich sag dir: Es war auf Dauer die Hölle. Eine Folter mit Worten. Nach drei Monaten war ich völlig entnervt und brach den Kontakt zu ihr ab. Seitdem schätze ich schweigsame Frauen …«

So weit das Protokoll eines Dialogs, der deutlich macht: **Auch wir Männer haben Ängste.** Zum Beispiel die, an eine Soziopathin, Neurotikerin oder Borderlinerin zu geraten, die bald mehr Leid als Lust bereitet, an eine dieser verhängnisvollen Frauen mit Eisberg-Effekt: Unter dem sichtbaren und imposanten Teil lauert gut verborgen ein gefährlicher Riesenklumpen, der aus einer explosiven Mischung von Frustrationen, Ängsten und Komplexen besteht.

Jeder Mann mit etwas Lebens- und Liebeserfahrung weiß, dass da draußen einige Frauen unterwegs sind, die trotz täglicher Yogastunden nicht in innerer Balance sind und oft eine satte Dosis an Altlasten, Verletzungen und Männerhass in sich tragen. Für dieses Vorleben trifft uns Männer zwar persönlich keine Schuld. Wenn wir aber aus Versehen bei diesen Frauen den falschen Knopf drücken, bekommen wir trotzdem die geballte Ladung an angestauten Aggressionen ab.

Eine unbekannte Frau näher kennenzulernen gleicht russischem Roulette: Man weiß nie, ob noch eine Patrone im Magazin der Waffe steckt.

Wie früher in den Überraschungseiern lauern auch in vielen Frauen gut verpackte Geheimnisse. Ist die Schokoladenhülle erst einmal abgenascht, zeigt sich der wahre Kern: Scheinbar lässige Szene-Girls erweisen sich als kleinkrämerische Falschversteherinnen, unabhängige Powerfrauen als manische Kletten, sanfte Feen als gnadenlose Racheengel und selbstbewusste Diven als paranoide Sicherheitsfanatikerinnen. Kein Mann mit mehr als fünf Beziehungen hat nicht mindestens einmal einen Streifschuss abbekommen. Und es ist für Männer ab einem gewissen Alter wirklich schwer, eine Frau ganz ohne psychischen Ballast und Altlasten zu finden. Auch deshalb sind wir Männer heute oft so vorsichtig und zurückhaltend in der engeren Kontaktaufnahme mit Frauen. Wir wollen den Psycho-Check möglichst lange ausweiten, um so eventuelle Risiken zu minimieren.

Die Frauen haben es da besser. Für sie ist die Gefahr weitaus geringer, schwere Mängel der Männer erst nach Ablauf der unkomplizierten Umtauschfrist zu entdecken. Männer sind nämlich einfacher zu durchschauen. Dass sie den Frauen nichts vorspielen können, hat eine englische Studie wissenschaftlich erwiesen. Mal schnell ein bisschen unverbindlichen Spaß haben? Das volle Romantikprogramm als Spieleinsatz für einen One-Night-Stand? Das sollte kein Mann leichtfertig wagen. Denn Frauen können bereits anhand eines Fotos feststellen, ob der abgebildete Mann nur Sex oder eine feste Beziehung möchte. In fast drei Viertel der Fälle lagen die Frauen in ihrer Beurteilung richtig! Wenn sie uns Männer live erleben, ist die Quote der Frauen mit Lügendetektorqualitäten vermutlich noch wesentlich höher.

Frauen haben sich also im Laufe der Evolution einen Röntgenblick antrainiert. Es reicht, dass sie sich das Passfoto in unserem Führerschein angucken, um unsere wahren Absichten outen zu können. Dagegen lassen wir Männer uns immer noch allzu gerne von der gefälligen Software einer Frau betören und sind besonders am Anfang einer Beziehung rekordverdächtig tolerant.

Nur auf eine Sache reagieren Männer immer und in allen Lebenslagen absolut allergisch: auf Vorwürfe!

Sätze mit einer Kombination aus »du« und »zu« eignen sich entsprechend hervorragend als Beziehungsverhütung oder -killer: »Du trinkst zu viel.« »Du rauchst zu viel.« »Du gibst zu viel Geld für … aus.«

Es ist nicht so, dass wir von Frauen keine Tipps annehmen. Nein, wirklich nicht. Dass wir vom weiblichen Optimierungsdrang profitieren, wissen wir Männer spätestens seit dem Film *Ein Mann für geheime Stunden*, in dem Andy Garcia den Rat bekommt: » Nehmen Sie sich vor einer Frau in Acht, die Sie so liebt, wie Sie sind. Das ist ein Zeichen, dass sie sich zu schnell zufriedengibt.«

Wir Männer sind auch durchaus kritikfähig. Wird Kritik aber zu direkt und in schmuckloser Verpackung geäußert, empfinden wir selbst berechtigte Anregungen als Bevormundung. Und das bewirkt, dass wir uns aus kindlichem Trotz noch weiter in die kritisierte Verhaltensweise flüchten – jetzt erst recht…

Dabei hilft Frauen bereits ein simpler rhetorischer Trick (den übrigens auch viele Psychologen erfolgreich anwenden), um den Wunsch nach Verhaltensänderungen ihres Partners eleganter und damit wirksamer zu gestalten. Statt Vorwürfe zu machen, können sie den kritischen Inhalt einfach in eine Feststellung packen: »Du trinkst jeden Abend fast eine ganze Flasche Wein.« Diese puristische Äußerung bewirkt, dass der Mann den Drang empfindet, sich zu rechtfertigen. Er ist in der Defensive und muss versuchen, sein Verhalten gegenüber der Frau als normal und sogar positiv darzustellen. Er muss die Frau auf seine Seite ziehen, muss aktiv werden. Der Mann gerät dadurch erst einmal in eine unterlegene Position – für eine Diva in keine unwillkommene Ausgangslage. Wirklich erstaunlich, dass so viele Frauen diesen wirksamen Trick nicht kennen und konsequent anwenden!

Und noch etwas gehört zum Basiswissen: Hartnäckigkeit und Kritik wirken auf Männer nicht so erschreckend, wenn die Botschaft mädchenhaft verpackt wird. Männer sind also viel leichter zu erreichen (und gegebenenfalls auch zu manipulieren), wenn Frauen ihnen ihre (kontroverse) Ansicht nicht in einem überheblichen und belehrenden Ton entgegenschleudern, sondern sie im Idealfall in Humor hüllen.

Männer dulden Widerspruch, wenn sie diesen als eine andere Möglichkeit und nicht als Dogma interpretieren können. Achten Sie doch einmal darauf, wie virtuos erfolgreiche Politikerinnen in allen Ländern diesen Kniff beherrschen. Wie sie die Empfindlichkeiten und pfauenhaften Eitelkeiten der Männer ins Leere laufen lassen. Und wie sie die männlichen Wolfsrudel mit ihren archaischen Beißritualen sich gekonnt gegenseitig zerfleischen lassen.

Zurück zu den Vorlieben und Abneigungen der Männer bei der Wahl ihrer Partnerin. Generell gilt: Männer unterscheiden zwischen 1. Frauen, die ihnen gelegentlich lösbare Probleme bereiten, und 2. Frauen, die ihnen ständig unlösbare Probleme bereiten. Von Ersteren sind sie fasziniert, Letztere meiden sie.

Doch einmal andersherum gedacht und gefragt: Welchen Männern sollten Frauen besser mit Vorsicht und Skepsis begegnen?

Ganz oben auf die schwarze Liste sollten Frauen den Typus des allzu selbstgefälligen Womanizers setzen. Er ist oft schon ein bisschen in die Jahre gekommen, sieht sich selbst als eine Art Regional-James-Bond und hat sein Ego durch zahlreiche Affären und Kurzzeitbeziehungen auf die Größe eines Heißluftballons aufgepumpt. Diese Männer haben Geschmeidigkeit und Wechsel zum Lebensprinzip erhoben. Sie sind für die Konfrontation mit einer wirklich selbstbewussten Frau im Prinzip zu feige und für ernsthafte Beziehungen oft verdorben. Sie stellen alles andere in Frage, aber nie sich selbst. Flirten ist für sie Routine und Automatismus zugleich.

Sie kennen solche Männer? Dann haben Sie sicher auch schon Sätze gehört wie: »Sorry, aber ich möchte mich im Moment eigentlich noch nicht fest binden ...« Eine Aussage, die auf dem Ranking der beliebtesten Ausreden von Männern, die ihren Spaß haben, aber keine Verantwortung übernehmen wollen, auf Platz 1 steht.

Wenn Sie glauben, gerade so einen Möchtegernplayboy zähmen zu müssen und dies auch zu können, möchte ich Ihnen hier nicht die Hoffnung nehmen. Es mag Ihnen sogar gelingen, einen solchen Wildfang zu domestizieren. Die Frage ist nur, ob sich das auch lohnt. Denn dieser Mr. Smart mag zwar in freier Wildbahn schillernd wirken. Aber sobald sich seine Laufwege verkürzen und er sich beschränken muss, verblasst sein Zauber oft ganz schnell.

Auch unter Männern gibt es eine beachtliche Zahl von Vertretern mit Verhaltensauffälligkeiten, Persönlichkeitsstörungen und Defekten aller Art. Zum Beispiel einige, die von einer großen Liebe irgendwann mal tief enttäuscht wurden und diese Verletzung seither an unschuldigen Frauen abarbeiten – sozusagen als Rächer des verlorenen Schatzes. Da erstaunlich viele Frauen an einem eingebauten Helfersyndrom leiden (oder auch nicht leiden), das sich einfach nicht deaktivieren lässt, geraten sie immer wieder zielsicher an diese Männer, die einer unentschärften Bombe gleichen und ihre Psychosen mehr oder weniger geschickt tarnen.

Es ist alles andere als ein Spaß, in Abhängigkeit eines Mannes mit negativer Energie zu geraten. Sie sollten daher seinen Versuchen, seine Probleme auch zu den Ihren zu machen, ganz klar und zeitig Grenzen setzen. Darin sind viele dieser Männer nämlich wahre Meister. Sie schaffen Abhängigkeiten. Aber für den Abbau von Aggressionen oder Komplexen sind nicht Sie zuständig, das ist zuallererst sein Business – oder er holt sich professionelle Hilfe. Nicht umsonst tragen Bombenentschärfer schwere Schutzkleidung – und bekommen trotzdem häufig noch Verletzungen ab.

Eine weitere spezielle Unterart dringend zu meidender Kandidaten ist schwerer zu erkennen, weil diese Männer ihre destruktiven Talente anfangs eher unter Verschluss halten. Es handelt sich um **die Dauernörgler.** Meist geben sie ihrer Miesepetrigkeit erst dann freien Lauf, wenn sie sich der Zuneigung einer Frau relativ sicher sind. Dann aber kritisieren sie ihre Partnerin permanent, besonders gerne in Anwesenheit anderer.

Mir ist der Fall eines Mannes bekannt, der bei einem Abendessen mit guten Freunden über seine Freundin und in deren

Beisein nicht gerade galant urteilte: »Na ja, sie hat eben kein Talent, sich sexy zu kleiden.«

Dass keiner den Suppenteller über seinem Kopf leerte, spricht nicht für die Solidarität ihrer Freunde. Dass sich seine Freundin nicht sofort von ihm trennte, bereute sie außerdem einige Monate darauf bitter. Denn Dauernörgler versuchen sich selbst großzumachen, indem sie ihre Partnerin klein machen. Und ihr Respekt der Frau gegenüber nimmt im Laufe der Beziehung immer mehr ab.

Unzufriedenheitsfanatiker wie sie kombinieren ihre ständige Kritik an der Partnerin auch gerne damit, dass sie völlig unverschämt anderen Frauen hinterhersehen. Wie aktuelle Forschungsergebnisse eines kanadischen Psychologen zeigen, stehen die beiden Verhaltensweisen Kritik und Fremdgucken zudem in enger Abhängigkeit voneinander: Männer, die eine andere schöne Frau gesehen haben, beurteilen ihre Partnerin sofort kritischer. Bei Frauen sind die Auswirkungen, wenn sie einen schönen Fremden sehen, genau umgekehrt: Sie zeigen danach eine um etwa achtzehn Prozent erhöhte Bereitschaft, über Schwächen ihres Partner hinwegzusehen.

Komplettiert wird die Männergalerie der Problemfälle durch die unverbesserlichen Machos. Ja, es gibt sie noch. Und es gibt sie wieder! Gemäß der *Vorwerk Familienstudie 2008* wachsen nicht wenige Testosteron-Cowboys nach: Nur ein Drittel der befragten Männer zwischen sechzehn und neunundzwanzig Jahren sieht es gerne, wenn die Frau neben der Familie noch eigene Interessen verfolgt.

Ein mageres Drittel!

Die Alarmglocken sollten hier sofort und sehr laut läuten. Denn es gilt einige wirklich wünschenswerte gesellschaftliche Entwicklungen zu verteidigen. Es klingt unglaublich, aber bis 1977 brauchten verheiratete Frauen in Deutschland noch die

Erlaubnis ihres Ehemanns, wenn sie eine Arbeit annehmen wollten. Der entsprechende § 1356 des Bürgerlichen Gesetzbuches
lautete:

Die Frau führt den Haushalt in eigener Verantwortung. Sie ist
berechtigt, erwerbstätig zu sein, soweit dies mit ihren Pflichten
in Ehe und Familie vereinbar ist.

Den nachwachsenden wie bereits existierenden Couch-Köni-
gen sollten die zur Diva-Fraktion gehörigen Frauen also frühzeitig und entschlossen klarmachen, dass sie nicht die geringste
Lust verspüren, die Uhr auch nur eine Sekunde rückwärts zu
drehen – in Richtung devotes Heimchen am Herd oder kaser-
nierte Trophäenfrau.

Im letzten Jahrhundert haben Frauen oft einen Doktor geheiratet, um sozial aufzusteigen. Heute machen sie
ihren Doktor selbst. Mehr als die Hälfte der Studienanfänger
an deutschen Universitäten sind Frauen. Und vorbei sind die
Zeiten, in denen die Frauen sich selbst bis zur erhofften baldigen
Ehe im Fach Kunstgeschichte parkten!

Es gibt also auf beiden Seiten, sowohl bei Frauen als auch bei
Männern, einige Exemplare, die Seeigeln gleichen: Man muss
ihre Existenz zur Kenntnis nehmen, meidet aber besser grundsätzlich den Kontakt mit ihnen und hält sich fern, um sich später
keinen Stachel aus dem Fleisch ziehen zu müssen. Die zahlreichen seltsamen Vertreter der männlichen Gattung sind für
Frauen ein Grund, erhobenen Hauptes und selbstbewusst die
Reihen der Männer abzuschreiten und von sich aus eine Vor-
auswahl zu treffen. Und Frauen sollten mit den Kandidaten
im Einzelfall nicht mehr Geduld haben, als diese letztlich
verdienen!

Sollten Sie trotz entsprechender Wachsamkeit dennoch einmal danebengreifen und eine Niete ziehen, können Sie dies zum Trost darunter abbuchen, dass jede praktische Erfahrung der Theorie überlegen und lehrreich ist. Eine Frau lernt so die Marotten der Männerwelt noch besser kennen, aber gleichzeitig auch sich selbst, ihre eigenen Wünsche und Befindlichkeiten. Sie kann damit die Fehlerquellen beim nächsten Versuch weiter reduzieren. Fußballtrainer Jürgen Klinsmann bringt das auf den Punkt: »Aus Niederlagen lernt man mehr als aus Siegen.«

Und der Philosoph Epiktet gab bereits vor fast zweitausend Jahren den Ratschlag: »Man darf das Schiff nicht an einen einzigen Anker und das Leben nicht an eine einzige Hoffnung binden.«

Wie zwei Biologen der schwedischen Fischereikommission nachweisen konnten, beherzigen einige Tiere diesen Tipp cleverer und radikaler als viele Menschen. Durch einen Trick verhindern die weiblichen Bachforellen die Paarung mit einem unerwünschten Partner, ohne dass dieser es wahrnimmt und dadurch aggressiv werden könnte: Im Normalfall beginnen Männchen und Weibchen kurz vor der Befruchtung heftig zu zittern – ein Anzeichen und eine Koordinationshilfe, um Eier und Samen gleichzeitig abgeben zu können. Oft aber zeigen Weibchen dieses Zittern auch während Paarungen, ohne danach Eier abzustoßen. Sie ahnen es bereits: Bachforellen schwimmen Schwierigkeiten mit ihren (Be-)Gattungskollegen aus dem Weg, indem sie den Orgasmus faken! Etwa siebzig von beobachteten hundertzwanzig Geschlechtsakten der Forellen sind so lediglich vorgetäuscht. Trotzdem reicht das den Bachforellen bisher, um ihr Überleben zu sichern. Es lebe die wahre Liebe!

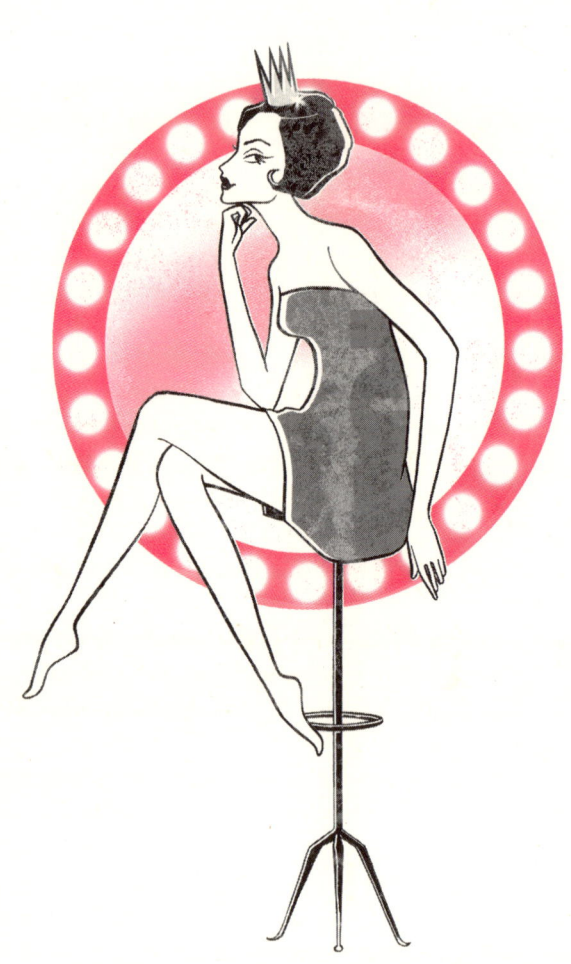

Wer die Kunst des direkten und
indirekten Vorrückens kennt, wird siegreich sein.
SUN TZU, CHINESISCHER MILITÄRSTRATEGE
(CA. 500 V. CHR.)

Ich hoffe sehr, dass ich Ihnen zeigen und einige praktische Beispiele dafür geben konnte, wie leicht Frauen eine Position der Stärke lernen und aus ihr heraus im Kontakt mit Männern, aber auch im Job und im gesamten Leben erfolgreich sein können. **Viva la Diva!**

Doch noch wirksamer, als eine Taktik zu verfolgen, ist letztlich, die erfolgreichen Diva-Verhaltensweisen so zu verinnerlichen, dass sie Teil der eigenen Persönlichkeit werden. In jeder Frau steckt schließlich zumindest eine kleine Diva! Gehen Sie auf Entdeckungsreise nach der Diva in Ihnen, finden Sie Ihre speziellen Diva-Qualitäten heraus und kultivieren Sie diese. Es lohnt sich.

Frauen haben längst erkannt, dass Darwins berühmte Theorie, nach der nur die Stärksten überleben, sich verändert hat: **Heute siegen die Schönsten!**

Sich also möglichst attraktiv und auffällig zu präsentieren ist für Frauen keine Unterwerfungsgeste mehr, wie das einige Feministinnen gerne postulierten. Das Beste aus sich zu machen ist vielmehr die Basis für Selbstverwirklichung und Zufriedenheit.

Inzwischen ist auch in Deutschland der sogenannte *third wave feminism* zu beobachten. Gemeint ist damit, dass die Frauen der dritten Welle des Feminismus die Männer nicht länger als zu bekämpfende Widersacher sehen, sondern gesellschaftliche Strukturen so zu verändern streben, dass Frauen ohne Ängste gleichberechtigt, aber weiblicher sein können. Bei der Verwirklichung dieses Ziels setzen sie weniger auf die Männer als auf sich selbst: auf Girl- und auf Frauenpower!

Erfolgreiche Frauen wissen jedoch, dass Attraktivität und Auffälligkeit alleine nicht reichen, um sich auf Dauer zu behaupten. Als abschreckendes Beispiel mögen da die farbenprächtigen Kampffische dienen. Sie sind zwar in jedem Aquarium eine beliebte Attraktion, aber mittlerweile so überzüchtet, dass sie in freier Wildbahn nicht mehr lebensfähig wären. Sie würden in Schönheit sterben. Jeder weniger auffallende, aber wendigere Fisch ist ihnen überlegen.

Ebenso wichtig wie äußerer Glanz und Selbstinszenierung sind Authentizität, Mut, Energie und der unbedingte Glaube an die eigenen Ideen und Träume.

Eine moderne und bewundernswerte Diva wird bei aller Neigung zu exzessivem Verhalten und Dominanz nie andere Menschen erniedrigen. Weder darf sie selbst ihre Würde verlieren noch anderen Menschen ihre Würde nehmen. Genau das hat sie mit vielen Asiaten und Völkern des Nahen Ostens gemeinsam, die einen Gesichtsverlust ebenfalls unter allen Umständen zu vermeiden versuchen. Sein Gesicht zu wahren bedeutet, seine Emotionen und insbesondere seinen Ärger so weit im Griff zu haben, dass man anderen Menschen Demütigungen durch ungerechte Wutausbrüche erspart. Und so wiederum sich selbst.

Eine Diva hat Launen, aber sie ist kein Monster.

Ich habe während der Recherche für dieses Buch wissenschaftliche Studien gesichtet, habe Sekundärliteratur und Biografien von starken Frauen gelesen, Fachartikel ausgewertet, Interviews mit Partnerschaftspsychologen geführt – und natürlich mit unzähligen Frauen und Männern gesprochen.

Rückenwind für meine These, dass eine Frau, die Stärke zeigt, fast alles erreichen kann, bekam ich aus vielen Richtungen. Zum Beispiel durch das Buch *Alphafrauen an die Macht* der bekannten Unternehmensberaterin Gertrud Höhler sowie von der aktuellen und dokumentierten Entwicklung, dass größere Unternehmen weit bessere Bilanzen aufweisen – eine durchschnittlich um 53 Prozent höhere Eigenkapitalrendite! –, wenn dort mindestens drei Frauen in leitenden Positionen sind. Wirtschaft und Gesellschaft profitieren spürbar, wenn Frauen mehr Macht übernehmen.

Viele Frauen haben die Spielregeln der Männerwelt bereits wie eine Fremdsprache gelernt. Sie wissen, wie man perfekt blufft, wie man Macho-Mechanismen für die eigenen Zwecke instrumentalisiert. Sie beherzigen die Tatsache, dass für Männer die Rangordnung wichtiger ist als Qualifikation und Können. Sie machen sich wichtig, plustern sich auf, wischen Skrupel beiseite, widersprechen sich bisweilen auch selbst, fahren die Ellbogen aus und nehmen sich die Freiheit, den eigenen Vorstellungen zu folgen. Ohne Umwege, und wenn es sein muss, auch gegen Widerstände. Was durchaus wünschenswert ist, denn Selbstverwirklichung und Durchsetzungsvermögen dürfen für Frauen kein Luxus, sondern müssen selbstverständlich sein.

Es gibt noch viele weitere ermutigende Signale. Auch innerhalb von Beziehungen bewahren sich immer mehr Frauen Freiräume, machen sich vom Mann unabhängiger. Sie äußern deutlich ihre Wünsche, stecken die Claims ab, behalten oft ihre eigene Wohnung. Und auch verheiratete Frauen führen heute ganz selbstverständlich weiter ihr eigenes Konto. Das macht sie souveräner, im Krisenfall weniger erpressbar, und sie müssen sich nicht mehr bieten lassen, dass Männer ihnen das sogenannte Haushaltsgeld überweisen und als Verwendungszweck doppeldeutig und pseudowitzig notieren: »Für meine Teuerste«.

Während die Männer noch nach ihrer neuen Rolle suchen, da ihnen die eines kernigen Helden à la Cary Grant, Humphrey Bogart oder Steve McQueen abhandengekommen ist, haben die Frauen ihre Selbstbestimmung wiederentdeckt. Und sie haben sich endgültig von der eher defensiven Ära der *rules girls* verabschiedet. Die *rules* waren und sind immer noch, besonders für Frauen in den USA, so etwas wie eine Bibel für den Umgang mit Männern. Eine der vielen Regeln lautet: »Lassen Sie im Zweifelsfalle ihn entscheiden.«

Im Zweifelsfall? Den lassen Frauen heute erst gar nicht mehr aufkommen. Besonders bei Flirts und in der Kontaktaufnahme.

Wir Männer sollten uns nichts vormachen: Es ist wissenschaftlich erwiesen, dass die ersten Signale überwiegend von Frauen ausgehen. Männer sind nun einmal Gefangene ihrer biologischen Programmierung und entsprechend berechenbar und triebgesteuert. Es gibt mehr oder weniger subtile Lockmittel, denen sie einfach nicht widerstehen können. Zum Beispiel, wenn eine Frau

- ☆ eine offene Körperhaltung zeigt,
- ☆ die Augenbrauen hebt,
- ☆ den Blick öfter einmal senkt,
- ☆ ihren Mund leicht öffnet,
- ☆ den Kopf schräg hält,
- ☆ möglichst viel Hals zeigt und sich dafür gelegentlich streckt und räkelt,
- ☆ ihr Gesicht häufig berührt,
- ☆ Haarsträhnen zurückstreicht,
- ☆ lächelt,
- ☆ die Beine übereinanderschlägt,
- ☆ sich unsicher gibt,
- ☆ sich so positioniert, dass die Handflächen deutlich zu sehen sind,
- ☆ bei der Unterhaltung mit einem Mann kichert,
- ☆ häufig nickt,

☆ intensiv zuhört

☆ und beim Stehen das Spielbein leicht einknicken
lässt.

Aber mit diesen bewährten Lockmitteln begnügen sich heute immer weniger Frauen. Wenn der anvisierte Märchenprinz trotz der auf sein Herz abgefeuerten Pfeile immer noch nicht reagiert, drehen sie die Rollen einfach um. Und kämpfen sich durch das Dorngengestrüpp zu ihm vor, küssen ihn wach. Es sind dann eben sie, die das erste Wort an den Mann richten. Was spricht dagegen? Nicht nur im Karneval geben sie das coole Cowgirl. Sie wissen: Dominanz wirkt auf Männer erotisch!

Und wir Männer hören heute von Frauen bisweilen den entwaffnenden Satz: »Wenn du mich küssen willst, solltest du das auch tun.« Eine Aufforderung, die aus dem Drehbuch für einen Film mit einer echten Diva aus Hollywoods Glanzzeiten stammen könnte.

Passivität im Umgang mit Männern steht bei Frauen immer häufiger auf der Out-Liste. Und »abwarten« ist für sie zum Unwort geworden. Ihre Devise: Das Leben ist zu kurz, um brav zu sein.

Kleine Hunde sind derzeit bei Frauen wieder sehr beliebt. Aber die Zeiten liegen weit zurück, als sich – die vorwiegend adeligen – Damen damit begnügten, sich in ihren kalten Schlössern von eigens für diesen Zweck gezüchteten Malteserhündchen den Schoß wärmen zu lassen. Heute schwärmen die Frauen aus und suchen sich ihren potenziellen Schoßwärmer und Lover im Job, im Fitness-Studio, auf der Hundewiese, im Club-Urlaub, im Supermarkt, im Wie-mache-ich-richtig-Espresso-Kurs, im Szene-Treff. Und sie haben zunehmend Erfolg mit ihren Aktivitäten. Initiative lohnt sich!

Mit ihrem offensiven Verhalten riskieren die Frauen allerdings auch, uns Männer zu sehr zu verwöhnen. Es ist wie im Paradies: Wir müssen uns gar nicht mehr bewegen, die Trauben wachsen uns direkt in den Mund. Was uns Männer träger und abwartender macht. Und besonders im fortschreitenden Alter geraten wir Männer zunehmend in eine Position der Stärke, da die freien Mitbewerber auf dem Markt ziemlich rar werden. Der Wettbewerb um die letzten verbleibenden und halbwegs passablen Single-Männer verschärft sich deutlich ab einem Alter von etwa fünfunddreißig Jahren.

Und viele Frauen versetzt besonders die Bedrohung durch den nahenden 40. Geburtstag in Panik. Das manchmal fast schon presslufthammerlaute Ticken der biologischen Uhr treibt einige in eine Art Schlussverkaufsstimmung. Sie wollen am Ende nicht mit leeren Händen dastehen, also schnappen sie sich am Wühltisch das Beste aus der Masse des bestenfalls Mittelmäßigen. Sie gehen Kompromisse ein, obwohl das eigentlich sonst gar nicht ihre Art ist. Sie werden auf dem Männermarkt zur Schnäppchenjägerin, obwohl sie doch eher auf solide Qualität und edle Labels stehen.

Falls Sie sich auch mal am Wühltisch ertappen: Tun Sie es nicht! Lassen Sie die männliche 0815-Ware lieber liegen. Und bleiben Sie gelassen. Es gibt genügend Anlass dazu. Zwar machte bereits Ende der Achtzigerjahre das US-Magazin *Newsweek* mit einer Coverstory Furore, die auch in der TV-Serie *Sex and the City* zitiert wurde und Folgendes aussagt: Gemäß einer Harvard-Studie ist für eine 40-jährige Singlefrau die Wahrscheinlichkeit wesentlich größer, bei einem Terroranschlag ums Leben zu kommen, als die, den richtigen Mann zu finden. Nur ist die Terrorgefahr seitdem deutlich größer geworden.

Aber nicht nur das stellt diese Theorie schwer infrage. Denn auch Frauen, die sich laut Geburtsurkunde auf Ü30-Partys tummeln dürfen, haben heute bessere Aussichten als je zuvor. Und das verstärkt auf dem zweiten Flirt- und Heiratsmarkt. Viele Männer werden, nachdem sie längere Zeit eine feste Beziehung hatten, im etwas gereiften Alter wieder in die freie Umlaufbahn geschleudert.

Männer heiraten heute durchschnittlich mit zweiunddreißig Jahren. Bei einer aktuellen Scheidungsrate von mehr als vierzig Prozent und der Tatsache, dass die meisten Ehen nach drei bis sieben Jahren enden, melden sich die Männer also im Alter zwischen fünf- und neununddreißig Jahren wieder verstärkt auf dem Beziehungsmarkt zurück. Ein Lichtblick für alle Frauen, die keine Twens mehr sind.

Eine wachsende Gemeinde von Frauen richtet inzwischen ihre Hoffnung, den richtigen Mann kennenzulernen, auch auf Kontaktbörsen im Internet. Über zwei Millionen deutsche Frauen besuchen jeden Monat entsprechende Online-Portale. Und wähnen sich dort zumindest am Anfang im Paradies. Denn fast siebzig Prozent der Online-Jäger sind Männer. Frauen haben also eine XXL-Auswahl und bleiben zumindest virtuell nicht lange allein.

Doch nicht nur an den mangelnden Rechtschreibkenntnissen sowie den deutlichen Grenzen im schriftlichen Ausdrucksreichtum erkennen viele der Online-Flirterinnen sehr bald, dass das Niveau der Männer auch hier nicht höher ist als in der nächsten Vorstadtdisco oder Muckibude. Das haben kürzlich, entgegen den Aussagen von Betreibern dieser Single-Börsen, auch Sozialwissenschaftler bestätigt: Bei den Online-Glücksrittern überwiegen gering gebildete Männer. Während das bei den Frauen umgekehrt ist. Überdurchschnittlich viele von ihnen haben Abitur und ein Studium absolviert. Keine idealen Voraussetzungen also, in der Online-Partner-Lotterie den Jackpot zu knacken und einen Partner auf ähnlichem Niveau zu finden.

Natürlich gibt es auch Erfolgsbeispiele. Doch selbst wenn Sie einen vielversprechenden Kandidaten aus dem Netz fischen, folgt irgendwann der Moment, in dem Sie dem Mann live gegenüberstehen, ihm in die Augen sehen, eine Unterhaltung beginnen. Und dann greifen genau die Mechanismen und Spielregeln, die ich in diesem Buch beschrieben habe.

Dabei sollten Sie jedoch eines nicht vergessen: Den total dressierten Mann, der auf Kommando Männchen macht und teure Schmuckstücke apportiert, braucht und wünscht sich keine Frau. Schon gar keine Diva. Ein Playmobil-Typ, den Frauen sich so zurechtbiegen und bauen können, wie sie gerade wollen, langweilt und nervt nur.

Clint Eastwood, der als Musterbeispiel für die richtige Mischung aus Männlichkeit und Gefühl gelten kann, fasste das treffend zusammen: »Ich glaube, ein Mann will von einer Frau das Gleiche wie eine Frau von einem Mann: Respekt!«

Und mit einer Prise britischem Humor gewürzt, kam Denis Thatcher, Ehemann der ehemaligen britischen Premierministerin, zu einer ähnlichen Erkenntnis. Auf die Frage eines Reporters, wer bei ihnen zuhause privat die Hosen anhabe, antwortete er: »Ich. Aber ich wasche und bügle sie.«

Wäre das Fazit dieses Buches ein Tanz, es wäre auf jeden Fall ein Tango. Denn nur hier sind Mann und Frau im Grunde gleichberechtigt, es gibt keine eigentliche Führungsrolle. Die Grundformel des Tangos lautet *Marcar y responder* – Zeichen geben und antworten. Und diese Zeichen gehen von beiden Seiten aus, von Frau und Mann. Die getanzten Figuren entstehen meist spontan, intuitiv, durch ein körperbetontes und wortloses Zwiegespräch. Der Mann ist durch seine größere physische Kraft und das höhere Gewicht grundsätzlich für die Stabilität des Paares beim Tanz verantwortlich. Er sichert seine Partnerin ab, wenn sie Figuren tanzt, bei denen sie kaum oder gar keinen Bodenkontakt hat und ihre weiblichen Reize zur Schau stellt. Es kann aber zu einem Rollentausch kommen, bei dem die Frau dominierend die Sicherung des Gleichgewichts übernimmt und der Mann seine Stabilität aufgibt, ins Schweben gerät.

Nur in vollkommener Einheit kann der Tango gelingen.

DER DIVA-QUICK-CHECK

Wie Schatten fliegt die Lieb,
indem man sie verfolgt;
sie folgt dem, der sie flieht
und flieht den, der ihr folgt.
WILLIAM SHAKESPEARE (1564–1616)

Haben Sie bereits Willen, Mut und Selbstbewusstsein, die Diva in sich voll auszuleben? Oder zögern Sie noch etwas, Launen ganz offen zu zeigen, nicht immer zu allem ja zu sagen und auch mal durch Ihre Ansprüche und Forderungen extravagant zu wirken? Testen Sie hier Ihr Diva-Level!

Wählen Sie unter den vier Möglichkeiten jeweils die Ihnen am plausibelsten erscheinende Antwort. Errechnen Sie dann anhand der Punktetabelle im Anhang Ihre Gesamtpunktzahl, lesen Sie die davon abhängige Analyse Ihres persönlichen Diva-Niveaus, und ziehen Sie Ihre Schlüsse daraus ...

1. Ihr Begleiter erhebt sich kurz, wenn Sie im Restaurant aufstehen, um die Toiletten aufzusuchen.
   A) Sie wundern sich, sagen aber nichts.
   B) Sie denken nicht weiter darüber nach.
   C) Sie werten es als Geste eines Gentlemans.
   D) Sie sagen: »Sorry, ich wollte noch nicht gehen.«

2. Sie haben ein Date, der Mann ist aber nach zwanzig Minuten immer noch nicht erschienen.
   A) Sie bestellen sich schon mal einen Drink und warten weiter.
   B) Sie schreiben eine SMS: »Wo bleibst Du?«

C) Sie gehen.

D) Sie weisen den Mann deutlich zurecht, wenn er schließlich erscheint.

3. Sie sind auf dem Weg zu einer glamourösen Party und entdecken im Taxi an einem Ihrer Strümpfe eine Laufmasche.

A) Sie bitten den Taxifahrer, Sie nochmals zurück
zur Wohnung zu bringen und wechseln dort die
Strümpfe.

B) Sie ignorieren die Laufmasche.

C) Sie ziehen die Strümpfe aus.

D) Sie versuchen, irgendwo unterwegs neue Strümpfe
aufzutreiben.

4. Sie sehen im Flugzeug beim Aussteigen einen Mann, der Ihnen gut gefällt.

A) Sie versuchen, mit ihm ein Gespräch zu beginnen.

B) Sie suchen seinen Blick, um mit ihm zu flirten.

C) Sie geben ihm wortlos Ihre Visitenkarte.

D) Sie sagen zu ihm im Vorbeigehen: »Sie haben vergessen,
mir Ihre Telefonnummer zu geben.«

5. Bei einem Abendessen mit Freunden flirtet der Partner Ihrer besten Freundin ganz offensichtlich mit Ihnen.

A) Sie schütten ihm den Inhalt des Weinkühlers über den
Kopf – mit den Worten: »Zur Abkühlung.«

B) Sie beachten ihn nicht weiter.

C) Sie fühlen sich geschmeichelt und nehmen am
nächsten Tag Kontakt zu ihm auf.

D) Sie informieren Ihre Freundin über das Verhalten des
Partners.

6. Sie haben in einem Restaurant das erste Date mit einem potenziellen Traummann, bei dem es aber im Moment beruflich nicht so gut läuft.

A) Stopp! Geht gar nicht, weil Sie sich grundsätzlich nicht mit erfolglosen Männern treffen.

B) Sie begleichen die Rechnung, ohne dass er es merkt.

C) Sie schlagen vor: »Lass uns doch die Rechnung teilen!«

D) Er hat zu zahlen. Basta!

7. Sie rufen einen Mann an, den sie kürzlich kennengelernt haben und mit dem Sie bereits ein Date hatten. Er sagt: »Schön, dass du anrufst. Aber sorry, ich bin gerade auf der anderen Leitung. Kann ich dich später zurückrufen?«

A) Sie sagen: »Klar doch. Gar kein Problem.«

B) Sie löschen seine Nummer sofort aus dem Speicher und rufen ihn nie mehr an.

C) Kann mir nicht passieren. Ich rufe grundsätzlich keinen Mann an. Er hat *mich* anzurufen!

D) Sie sagen: »Ich bin heute schlecht zu erreichen. Aber ich ruf dich morgen noch mal an.«

8. Sie wachen am Morgen nach einer Party schwer verkatert auf. Nach und nach realisieren Sie, dass Sie einige Peinlichkeiten begangen haben könnten.

A) Sie rufen Ihre beste Freundin an, die ebenfalls auf der Party war, und lassen sich in allen Details berichten, wie Sie sich danebenbenommen haben.

B) Sie nehmen ein Aspirin – und gut.

C) Sie schreiben der Gastgeberin eine Entschuldigungsmail.

D) Sie beschließen, künftig weniger zu trinken.

9. Sie müssen in Ihrem Lieblingsrestaurant ungewöhnlich lange auf Ihr Essen warten.
   A) Sie machen dem Kellner richtig Druck.
   B) Sie bleiben gelassen.
   C) Sie zahlen den Aperitif und gehen.
   D) Sie gehen in die Küche und bitten den Koch charmant, für Sie dort und sofort einen Teller mit einem persönlich kreierten Amuse-Gueule zusammenzustellen.

10. Sie wachen nach einem One-Night-Stand in einer fremden Wohnung neben einem Mann auf, der seine Zukunft mit Ihnen auch schon wieder hinter sich hat.
    A) Sie ziehen sich an, ohne ihn zu wecken, schreiben mit Lippenstift »Was Du mich sicher noch fragen wolltest: Ja, Du warst gut!« auf den Badezimmerspiegel und gehen.
    B) Sie ziehen sich an, ohne ihn zu wecken, schnitzen mit dem Brotmesser eine Kerbe in den Pfosten seines Designerbetts und gehen.
    C) Sie frühstücken mit ihm. Und verabschieden sich dann mit den Worten: »Lassen wir doch das Schicksal entscheiden, ob wir uns wiedersehen.«
    D) Sie holen sich als Kick für den Tag nochmals eine unverbindliche Dosis Sex.

11. Auf einer Party bricht ein Absatz Ihrer High Heels.
    A) Sie leihen sich von der Gastgeberin Schuhe.
    B) Sie feiern und tanzen barfuß weiter.
    C) Sie bitten den Sohn der Gastgeberin, den Absatz mit Sekundenkleber wieder zu befestigen.
    D) Sie übertragen einem starken Mann die Aufgabe, auch den zweiten Absatz abzubrechen und so aus den High Heels Ballerinas zu machen.

12. Welches der folgenden Adjektive beschreibt Sie Ihrer Meinung nach am treffendsten?

    A) ehrlich
    B) clever
    C) kompromissbereit
    D) witzig

13. Welches außergewöhnliche Haustier würden Sie am liebsten halten?

    A) Koi-Karpfen
    B) Vogelspinne
    C) Papagei
    D) Pfau

14. Wohin würden Sie am liebsten verreisen?

    A) Indien
    B) Sylt
    C) Saint-Tropez
    D) St. Barth

15. Welche Schauspielerin der Filmgeschichte ist Ihre Lieblingsschauspielerin?

    A) Audrey Hepburn
    B) Grace Kelly
    C) Romy Schneider
    D) Catherine Deneuve

Auflösung (Punktezahl):

1.	A = 0,	B = 2,	C = 4,	D = 0
2.	A = 2,	B = 0,	C = 4,	D = 1
3.	A = 1,	B = 4,	C = 3,	D = 1
4.	A = 1,	B = 1,	C = 3,	D = 4
5.	A = 4,	B = 2,	C = 0,	D = 0
6.	A = 0,	B = 2,	C = 0,	D = 4
7.	A = 0,	B = 4,	C = 2,	D = 0
8.	A = 0,	B = 4,	C = 0,	D = 1
9.	A = 0,	B = 2,	C = 0,	D = 4
10.	A = 3,	B = 4,	C = 0,	D = 1
11.	A = 0,	B = 4,	C = 1,	D = 3
12.	A = 1,	B = 2,	C = 0,	D = 4
13.	A = 2,	B = 0,	C = 1,	D = 4
14.	A = 4,	B = 0,	C = 1,	D = 2
15.	A = 2,	B = 1,	C = 4,	D = 3

47–60 Punkte

Kompliment! Sie sind der perfekten Diva schon sehr nahe. Sie haben das Gespür für große Auftritte, Sie wirken authentisch und werden von vielen um Ihr Selbstbewusstsein beneidet. Bleiben Sie diesem Stil weiterhin treu, und vertrauen Sie noch etwas mehr Ihrem intuitiven Urteil!

31–46 Punkte

Sie zeigen gute Diva-Ansätze, besitzen aber noch nicht die nötige Portion Mut, um auch einmal aufzufallen und gegen den Strom zu schwimmen. Dabei wissen Sie eigentlich ganz genau, was Sie wollen. Versuchen Sie also nicht, es allen recht zu machen, sondern leben und handeln Sie mehr nach dem Lustprinzip. Verwirklichen Sie Ihre Ideen und Träume!

30 Punkte und darunter

Sorry, aber auf dem Weg zur Diva haben Sie noch Nachholbe-
darf. Vertrauen Sie viel stärker Ihren individuellen Stärken! Sie
sind einzigartig – also zeigen

Sie es auch. Verstecken Sie sich und Ihre Meinung nicht länger! Und nehmen Sie sich ganz bewusst vor, ab und zu auch
Ihren verrückten Seiten eine Chance zu geben.

PERSONENVERZEICHNIS

Mit »Baustelle Mann« findet jede Frau ihre Luxusliegenschaft

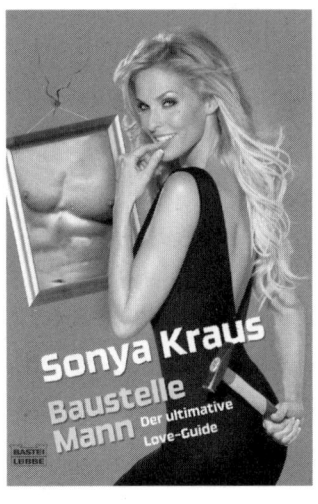

Sonya Kraus
BAUSTELLE MANN
Der ultimative Love-Guide
Ratgeber
224 Seiten, zweifarbig
mit zahlreichen Illustrationen
ISBN 978-3-404-66407-8

Was Sie in den Händen halten, ist die Betriebsanleitung für den Mann: wie er tickt, was er will und wie er uns in die Venusfalle geht! Denn das ist es doch, was wir Frauen wollen: einen Mann – und zwar einen, der funktioniert! Kleine geniale Tipps und Tricks für das Bauprojekt Liebe, fein säuberlich zusammengetragen in diesem Buch: wie wir ihn anbaggern, aufreißen und festnageln!

Bastei Lübbe Taschenbuch

You're beautiful!
Egal, was die anderen sagen

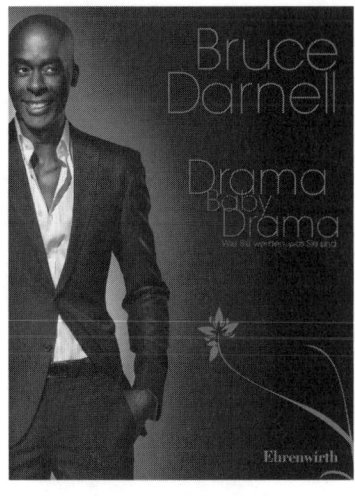

Bruce Darnell
DRAMA, BABY, DRAMA
Wie Sie werden,
was Sie sind
230 Seiten
Paperback
ISBN 978-3-431-03743-2

Montagmorgen. Geschätzte 90% der bundesdeutschen Besitzerinnen eines Badezimmerspiegels bekommen spätestens beim Blick in denselben schlechte Laune. Augenringe, die Haare eine einzige Katastrophe, über dem Bund der neuen Jeans zeichnet sich deutlich sichtbar ein Speckröllchen ab – kurzum: Die Damen fühlen sich hässlich. Das muss nicht sein! Bruce Darnell, Model-Coach und Deutschlands wohl beliebtester Fernsehjuror, sagt stopp! Jede Frau kann schön und selbstbewusst sein. In seinem Buch verrät uns das ehemalige Topmodel, wie wir uns den Spiegel zum Freund machen, unser Selbstvertrauen stärken und unseren ganz persönlichen Stil finden können – um am Ende dann genauso »sexy, sexy, sexy« zu sein, wie wir es schon immer sein wollten.

Ehrenwirth